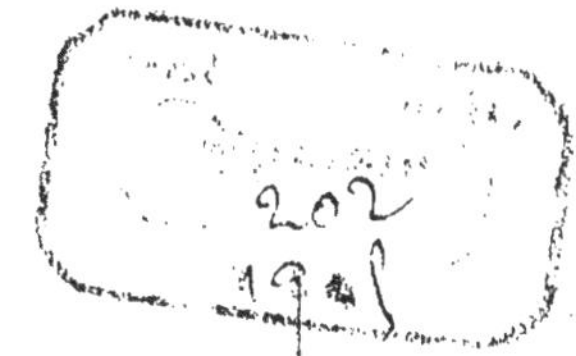

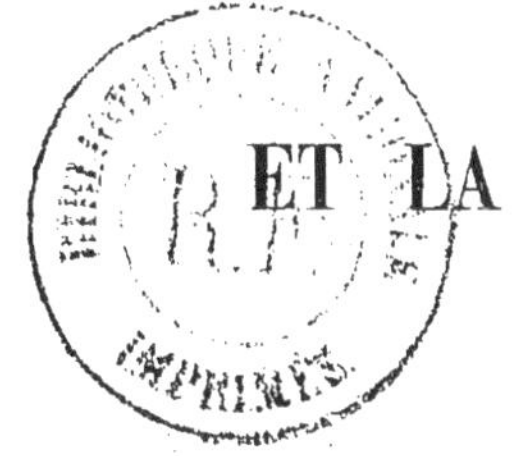

LES

CARDIOPATHIES ARTÉRIELLES

ET LA CURE D'ÉVIAN

PAR

LE DR P. BERGOUIGNAN

ANCIEN INTERNE EN MÉDECINE DES HÔPITAUX DE PARIS

MEMBRE CORRESPONDANT DE LA SOCIÉTÉ DE THÉRAPEUTIQUE

MÉDECIN CONSULTANT A ÉVIAN

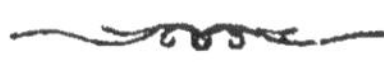

PARIS

GEORGES STEINHEIL, ÉDITEUR

2, RUE CASIMIR-DELAVIGNE, 2

—

1905

LES
CARDIOPATHIES ARTÉRIELLES

ET LA CURE D'ÉVIAN

DU MÊME AUTEUR

Deux cas de maladie de Friedreich. — *Société de Pédiatrie*, juin 1900. (En collaboration avec M. le Dr VARIOT).

Tubercules du cervelet. — *Société médicale des hôpitaux*, 14 juin 1901. (En collaboration avec M. le Dr HUCHARD).

Communication interauriculaire, rétrécissement mitral et aplasie artérielle d'origine congénitale. — *Soc. méd. des hôpitaux*, 28 juin 1901. (En collab. avec M. le Dr HUCHARD).

Crises vésicales du tabes ; injections épidurales de cocaïne par la méthode de Cathelin. — *Soc. de Biologie*, 20 juillet 1901.

Anévrysme latent de la crosse de l'aorte avec pneumonie massive et nécrosante gauche par compression du pneumogastrique gauche. — *Soc. méd. des hôpitaux*, 15 novembre 1901. (En collab. avec M. le Dr HUCHARD).

Endocardite mitrale végétante avec aortite ulcéreuse et début d'anévrysme embolique de l'aorte abdominale. — *Soc. méd. des hôpitaux*, 20 déc. 1901. (En collab. avec M. le Dr HUCHARD).

Collaboration au Journal des Praticiens (1901-1905).

Le traitement rénal des cardiopathies artérielles. — Paris, 1902, (Jules Rousset, éditeur). Prix Guzman, Académie de médecine, 1903.

La cure d'Évian dans les maladies infantiles. — *Annales de la policlinique de Paris*, juillet 1903.

La cure d'Évian dans les albuminuries de l'enfance et de l'adolescence. — *Gazette des maladies infantiles*, 11 août 1904.

Notes cliniques sur l'action hypotensive, diurétique et déchlorurante de la cure d'Évian. — *Communication au Congrès français de médecine* (Paris, 24 octobre 1904), et *Journal des Praticiens*, 7 janvier 1905.

LES
CARDIOPATHIES ARTÉRIELLES
ET LA CURE D'ÉVIAN

PAR

LE DR P. BERGOUIGNAN

ANCIEN INTERNE EN MÉDECINE DES HÔPITAUX DE PARIS
MEMBRE CORRESPONDANT DE LA SOCIÉTÉ DE THÉRAPEUTIQUE
MÉDECIN CONSULTANT A ÉVIAN

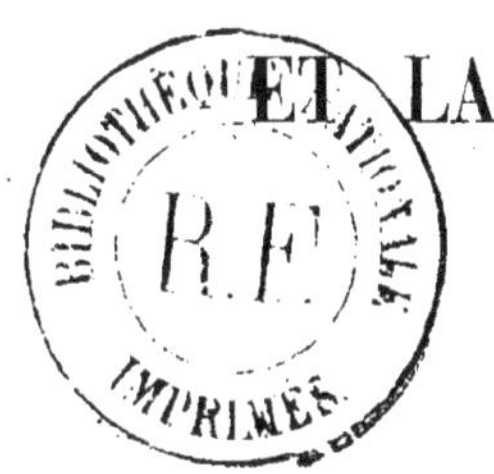

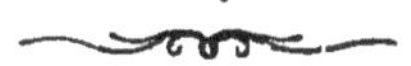

PARIS

GEORGES STEINHEIL, ÉDITEUR

2, RUE CASIMIR-DELAVIGNE, 2

—

1905

TABLE DES MATIÈRES

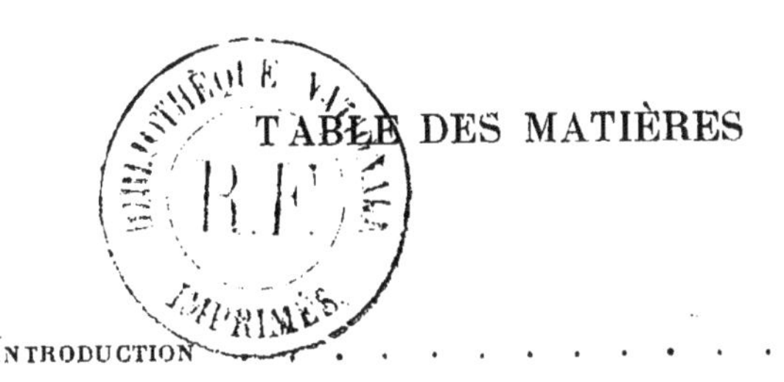

Introduction   1

PREMIÈRE PARTIE

Les cardiopathies artérielles.
Leur traitement rénal.

Chapitre I. — **Description clinique**   5

  1° Définition.   5

  2° Symptomes   6

    Symptômes d'hypertension artérielle.   7

    Symptômes méiopragiques.   8

    Symptômes toxiques.   9

  3° Evolution   12

    Première période : artérielle   12

    Deuxième période : cardio-artérielle   13

    Troisième période : mitro-artérielle.   15

  4° Formes cliniques.   15

    Cardio-sclérose à forme arythmique.   16

    Angine de poitrine coronarienne.   16

    Cardio-sclérose à forme myo-valvulaire . . .   17

    Forme cardio-aortique   17

    Forme cardio-rénale.   18

Chapitre II. — **Causes des cardiopathies artérielles et de leurs symptômes.** 21

  1º Etiologie 21
    Fréquence, âge, sexe 21
    Causes prédisposantes 22
  2º Pathogénie des cardiopathies artérielles. . . . 24
  3º Causes de l'hypertension artérielle 27
  4º La question des chlorures. . . . , ... 35
    Causes de la rétention chlorurée. 41
  5º La fonction rénale chez les artério-scléreux . . 45
    Procédés d'exploration de la perméabilité du rein. 48
    L'insuffisance rénale chez les cardio-artériels. . 52

Chapitre III. — **Le traitement rénal des cardiopathies artérielles** 57

  Principes du traitement rénal. 58
  Eléments du traitement rénal. 62

DEUXIÈME PARTIE

La cure d'Évian
dans les cardiopathies artérielles.

Avant-propos. 71

Chapitre I. — **Historique de l'indication** 73

Chapitre II. — **La cure d'Évian.** 79

  1º L'eau d'Évian. 81
    Propriétés physiques. 82
    Constitution chimique. 82
  2º Action physiologique de l'eau d'Évian. . . . 86
    Posologie de l'eau d'Évian. 87

3° Action de la cure d'Évian sur l'organisme sain. . 89

Modifications urinaires quantitatives 89

Modifications qualitatives 95

Urée 99

Acide urique. 100

Chlorures. 100

Chapitre IV. — **La cure d'Évian dans les cardiopathies artérielles** 105

1° Indications et contre-indications 105

2° Application de la cure aux cardio-artériels . . 107

3° Modifications de la diurèse 118

Modifications quantitatives. 118

Modifications qualitatives 121

4° Déchloruration 123

5° Diminution de l'hypertension artérielle 132

6° Amélioration des autres symptomes, objectifs ou subjectifs. 143

7° Résultats consécutifs ou éloignés. 146

Conclusions 151

Bibliographie 155

LES CARDIOPATHIES ARTÉRIELLES

ET LA CURE D'ÉVIAN

INTRODUCTION

Le terme de cardiopathies artérielles est celui par lequel mon maître le Dr Huchard a désigné, il y a long-temps déjà, l'ensemble des troubles cardio-artériels liés à l'évolution de l'artério-sclérose. Ces troubles étaient considérés jusque-là comme autant de maladies diffé-rentes. M. Huchard a montré qu'ils dépendent tous d'une même cause, et par suite relèvent tous d'un même mode de traitement.

La thérapeutique des cardiopathies artérielles dérive de l'hypothèse pathogénique qui considère l'artério-sclérose et ses troubles fonctionnels multiples comme provoqués et entretenus par l'intoxication de l'orga-nisme. Admettre l'hypothèse, c'était admettre la néces-sité d'un traitement surtout antitoxique et éliminateur.

Or une thérapeutique ainsi conçue donna des résultats si frappants que l'hypothèse pathogénique en parut aussitôt confirmée. Elle semble l'être à nouveau de plus en plus par les recherches scientifiques récentes qui, chaque jour, montrent davantage dans l'artério-sclérose le rôle de l'intoxication et la nécessité thérapeutique d'en garantir ou d'en débarrasser l'organisme.

En 1902, sur le conseil de M. Huchard, j'ai résumé la question dans un travail (1) où je m'attachais à montrer qu'il suffit pratiquement de surveiller et d'améliorer l'élimination urinaire pour remplir à la fois toutes les indications prophylactiques et thérapeutiques chez les cardio-artériels. Quand, chez ces malades, le rein fonctionne mal, les symptômes s'aggravent et l'évolution de la maladie se précipite. Un grand nombre d'entre.eux meurent par le rein. Il faut donc à tout prix assurer le fonctionnement de l'émonctoire rénal et, en même temps, écarter avec un soin jaloux toutes les causes susceptibles d'attaquer ou d'altérer davantage l'organe lui-même.

Parmi les moyens thérapeutiques destinés à remplir ces conditions, j'avais étudié les eaux minérales dont l'utilité en pareil cas avait été signalée par M. Huchard.

Depuis, j'ai pu, à Évian, porter toute mon attention

---

1. *Le Traitement rénal des Cardiopathies Artérielles* (Prix Guzman. Académie de médecine, 1903).

sur ce dernier point de thérapeutique et recueillir un grand nombre d'observations ; elles forment la base du présent travail dont l'objet est l'étude de la cure d'Evian appliquée au traitement des cardiopathies artérielles.

Il ne sera pourtant question de thérapeutique hydro-minérale que dans la seconde partie. Toute la première partie sera consacrée à l'étude de l'indication, c'est-à-dire des cardiopathies artérielles et de leur traitement rénal. Après un court résumé des symptômes, de l'évolution et des formes cliniques, j'insisterai plus longuement sur les causes de la maladie et de ses symptômes. Les influences morbides en jeu ont été, ces dernières années, l'objet de travaux nombreux qui ont expliqué partiellement certains faits dont l'interprétation restait jusqu'alors théorique. Je ne puis passer sous silence ces travaux dont les résultats m'ont servi de guide pour mes recherches sur l'action de la cure d'Évian et me paraissent justifier plus que jamais son emploi dans le traitement des cardiopathies artérielles.

PREMIÈRE PARTIE

Les cardiopathies artérielles.
Leur traitement rénal.

CHAPITRE PREMIER

DESCRIPTION CLINIQUE

1° Définition.

« A côté des cardiopathies valvulaires ou des myocardites chroniques qui commencent par le cœur pour finir aux vaisseaux et dans lesquelles les troubles hydrauliques prennent une place prépondérante, avec leurs nombreuses stases sanguines, la clinique s'inspirant de a physiologie la fondé par nos recherches, il y a déjà près de vingt ans, le groupe considérable des *cardiopathies artérielles* qui commencent par les artères pour finir au cœur gauche, et dans lesquelles prédominent l'ischémie des organes avec les nombreux accidents toxiques dus à l'insuffisance précoce du foie et du rein.

« Pour les premières cardiopathies, marche continue, quoique souvent accidentée vers l'hypotension artérielle et vers l'asystolie avec les conséquences bien connues ; pour les secondes, longue phase d'hypertension avec tendance presque fatale vers l'intoxication. Là, indication toni-cardiaque, toni-vasculaire, hypertensive ; ici indication éliminatrice, antitoxique, hypotensive. » (Huchard) (1).

M. Huchard a consacré à l'étude des cardiopathics artérielles la plus grande partie de ses travaux dont je me suis exclusivement inspiré en écrivant le résumé clinique qui va suivre.

2° SYMPTOMES.

Les cardiopathies artérielles ont une marche essentiellement irrégulière, très rapide ou très lente, avec des rémissions plus ou moins longues, ou bien interrompue par des accidents variés, souvent redoutables. On conçoit, d'autre part, qu'une maladie s'attaquant à un territoire aussi vaste que le système artériel ait des formes cliniques très nombreuses. Leur étude peut donc à première vue sembler compliquée.

1. Se reporter, pour les ouvrages consultés, à l'index bibliographique, page 155.

Cependant, dès que le système artériel est touché, même seulement dans ses fonctions et pas encore dans sa structure, on observe un ensemble de symptômes qu'on rencontre depuis le début, presque jusqu'à la fin, quelle que soit la période, quel que soit le type clinique. Ce sont les *symptômes de l'artério-sclérose en général.* Leur présence constante donne à la maladie son cachet et dans beaucoup de cas c'est elle qui permet d'affirmer la nature artérielle de la cardiopathie.

Extra-cardiaques, parce qu'ils sont surtout artériels, ces symptômes se divisent en: 1° Symptômes d'hypertension artérielle ; 2° Symptômes méiopragiques ; 3° Symptômes toxiques.

Symptômes d'hypertension artérielle. — Le *pouls* est serré, dur, vibrant, difficile à écraser. *L'élévation de la pression* est révélée et enregistrée par le tracé sphygmographique et par les différents sphygmomanomètres (1). Enfin on constate *la stabilité du pouls :* le nombre des pulsations est le même, que le malade soit debout ou couché ; ce nombre est souvent augmenté dans la position couchée, contrairement à ce qui se passe normalement.

Il existe en outre des *phénomènes vasculaires ou*

1. Voir 2ᵉ partie, page 137.

vaso-moteurs, sous la dépendance du spasme artériel, et par suite, de l'anémie locale. Ils consistent en syncopes locales des extrémités (doigt mort, cryesthésie), crampes, douleurs rhumatoïdes ; état cérébral particulier, paresse de l'intelligence, céphalée, troubles visuels ou auditifs ; accès de pâleur des téguments et de la face ; polyurie, pollakisurie nocturnes. Dans les viscères, les mêmes phénomènes vaso-moteurs peuvent provoquer des congestions actives, des hémorrhagies (hémoptysies arthritiques, épistaxis de la quarantaine).

L'élévation de la pression détermine une dilatation fonctionnelle de l'aorte avec surélévation des sous-clavières. Le deuxième bruit aortique est frappé en coup de marteau (*retentissement diastolique*). Plus tard seulement, quand la dilatation de l'aorte devient organique, le bruit diastolique prend un timbre clangoreux.

Enfin le *choc précordial* s'exagère, se fait sur une plus large surface, le premier bruit est parcheminé, la systole s'allonge, et l'on constate souvent de la tachycardie et des palpitations douloureuses.

Symptômes méiopragiques. — « Dans l'artério-sclérose, sous l'influence des sténoses artérielles, organiques par endartérite, fonctionnelles par spasme vasculaire, tous les viscères ou appareils sont en imminence continuelle de fatigue ou de méiopragie. » Les méiopragies se traduisent du côté des centres nerveux, par des vertiges, des absences, la sensation d'effondrement des jambes ; du côté du cœur, par des douleurs angineuses, des asystolies transitoires, des arythmies variées.

D'après M. Huchard, les plus importantes de ces insuffisances organiques sont celles du foie et du rein dont les actions antitoxique et éliminatrice se trouvent amoindries dès le début de l'affection. C'est là un point capital, au moins cliniquement vrai. J'y reviendrai plus loin dans un paragraphe spécial.

Symptômes toxiques. — Les symptômes d'hypertension et les méiopragies sont liés au rétrécissement fonctionnel ou organique des artères et peuvent être combattus par les médicaments artériels ou hypotenseurs. Ceux-ci n'ont aucune action sur un autre ordre de symptômes qui cèdent seulement à la médication antitoxique et éliminatrice. Il s'agit ici de céphalées, fatigues matinales, somnolences, mais surtout d'une dyspnée spéciale, extrêmement fréquente et importante, à laquelle M. Huchard a donné le nom de dyspnée toxi-alimentaire.

La *dyspnée toxi alimentaire* est, par excellence, la dyspnée des artério scléreux. C'est elle que l'on désigne à tort du nom d'asthme ou de pseudo-asthme aortique. M. Huchard, la séparant des autres dyspnées, a montré qu'il s'agit d'un phénomène morbide spécial, curable par un traitement spécial.

La dyspnée toxi-alimentaire est *sine materia* : l'auscultation la plus attentive ne révèle rien aux poumons. Elle est paroxystique ; ses accès sont provoqués par l'effort, la marche, l'émotion. Ils se produisent aussi la nuit et sont la cause de l'insomnie des artério-scléreux. Le malade est réveillé par une sensation douloureuse de constriction thoracique : il manque d'air et il fait de grandes et pénibles inspirations. Sauf aux périodes avancées de la maladie il n'existe dans l'intervalle des accès que de la polypnée sans sensation de manque d'air. (1)

La prescription du régime lacté absolu ou même unes imple modification du régime font disparaître cette dyspnée, parfois du jour au lendemain et souvent pour de longues périodes.

Ce phénomène est si fréquent et si pénible, que, de tous les symptômes de l'artério-sclérose, c'est lui qui conduit en général pour la première fois le malade au médecin.

Or un phénomène d'une pareille importance est encore pris trop souvent :

1. Consulter, au sujet de la dyspnée toxi-alimentaire (description et diagnostic différentiel), l'excellent travail du Dr Raymond BONNEAU: *La dyspnée dans les maladies du cœur.*.Paris 1901.

Pour une dyspnée cardiaque, si le malade se plaint de troubles du côté du cœur, et surtout s'il présente de l'arythmie ou des lésions aortiques. La digitale, en ce cas, est impuissante et ne fait qu'aggraver les accidents;

Pour de l'emphysème, de l'asthme essentiel, contre lesquels on épuise en vain les iodures et les inhalations ;

Pour une dyspnée urémique enfin et alors le traitement classique de l'urémie (régime lacté absolu) fait merveille. Aussi a-t-on pu prétendre que la dyspnée toxi-alimentaire n'est qu'une dyspnée urémique et que, comme telle, elle n'est difficile ni à reconnaître ni à traiter.

Or la dyspnée toxi-alimentaire est un symptôme fréquemment négligé ou méconnu et volontiers confondu avec une dyspnée cardiaque ou avec l'asthme essentiel, comme nous venons de le voir. Et une telle erreur n'est pas invraisemblable si l'on considère que la plupart du temps le malade ne présente ni albuminurie, ni œdèmes, ni bruit de galop, ni respiration de Cheyne-Stokes, ni accidents nerveux, ni troubles digestifs.

Sans doute on peut dire que la dyspnée toxi-alimentaire appartient à la petite urémie, au petit brightisme ; mais c'est jouer sur les mots, car les symptômes du petit brightisme sont en grande partie des symptômes artériels qui comme tels évoluent plus souvent vers l'artério-sclérose cardiaque, aortique ou cérébrale, que vers le grand brightisme et l'urémie.

Dans les dernières périodes des cardiopathies artérielles, il peut en effet n'être plus question de dyspnée toxi-alimentaire, mais de dyspnée urémique vraie, quand la localisation de l'artério-sclérose sur le rein a devancé les autres localisations ; mais alors la simple modification du régime ou même le lait absolu sont impuissants à faire disparaître seuls la dyspnée qui ne cède même pas toujours à l'adjonction des médications les plus énergiques.

La dyspnée toxi-alimentaire et les autres symptômes toxiques cèdent dès qu'on change le régime alimentaire, comme si l'alimentation antérieurement employée avait joué le rôle d'un produit toxique responsable des accidents.

3° EVOLUTION.

Les cardiopathies artérielles évoluent en trois périodes :

1° Période artérielle, 2° Période cardio-artérielle, 3° Période mitro-artérielle.

1° Première période : Artérielle. — Elle comprend deux phases successives.

Dans une première phase, dynamique, il n'y a pas encore de lésions vasculaires. Il existe simplement un état plus ou moins accusé d'hypertension artérielle permanente, quelques symptômes vasculaires ou vaso-moteurs et enfin parfois un certain degré de dyspnée toxique. Le diagnostic est des plus importants à cette période de *présclérose* où « le rôle de la clinique consiste à prévoir et celui de la thérapeutique à prévenir, avant qu'elles deviennent irrémédiables, les altérations anatomiques consécutives à cette sorte de surmenage artériel. » La présence de l'hypertension artérielle, souvent alors l'unique symptôme appréciable, doit suffire au diagnostic et diriger la thérapeutique.

La seconde phase, physique, traduit le début de la sclérose artérielle généralisée : les symptômes toxiques et méiopragiques apparaissent ou s'accentuent.

2° **Deuxième période : Cardio-artérielle.** — « La deuxième période est caractérisée par l'endartérite des vaisseaux de la périphérie, d'abord, des viscères et du myocarde, ensuite, et toujours par l'élévation de la tension artérielle. » Mais quelquefois la sclérose, d'emblée viscérale, peut commencer par le cœur ou par le rein. C'est l'époque des localisations scléreuses ; c'est alors que se dessinent les différentes formes cliniques. Dans tous les cas, les artères nourricières du myocarde sont plus ou moins intéressées, car le cœur, en lutte continuelle dès le début contre le spasme artériel périphérique est devenu un lieu de moindre résistance. De là vient la dénomination de période cardio-artérielle.

En dehors des symptômes communs à l'évolution de l'artério-sclérose, on constate à la deuxième période des signes aortiques ou cardiaques évidents. C'est alors qu'il est urgent de savoir reconnaître si l'on est en présence d'une cardiopathie d'origine artérielle ou d'une cardiopathie primitive. La thérapeutique cardio-tonique est en effet malfaisante ou inutile, tandis que le traitement artériel et antitoxique est encore tout puissant.

L'aorte se dilate, ses orifices s'altèrent et présentent un souffle simple ou double. Au cœur on peut constater : un bruit de galop présystolique ou même diastolique ; l'accentuation, puis l'atténuation et même la disparition du choc précordial, le pouls restant fort et vibrant ; de la tachycardie ; de l'arythmie irrégulière ou rythmée sous forme de rythme couplé, de faux pouls lent régulier ou de faux pouls lent arythmique.

Le cœur est toujours en imminence de dilatation brusque qui peut amener des asystolies aiguës.

Enfin la dyspnée n'est plus simplement toxique : elle relève aussi de causes mécaniques (congestions actives, œdème aigu du poumon, infarctus pulmonaires, épanchements pleuraux à droite).

3° **Troisième période : Mitro-artérielle.** — « Cette période est caractérisée par la dilatation des cavités cardiaques et des orifices auriculo-ventriculaires, par l'affaiblissement du cœur, par la diminution de la tension artérielle. » Alors le malade ne doit plus être considéré ni traité comme un artériel, mais comme un cardiaque ou un mitral, et la thérapeutique devient celle des affections mitrales insuffisamment compensées.

Mais peu de cardio-artériels, relativement à leur nombre, finissent de cette façon. Des accidents très divers les menacent souvent dès la seconde période : Asystolie aiguë, thrombose cardiaque, rupture du cœur, rupture d'anévrisme, hémorrhagie ou ramollissement du cerveau, œdème aigu du poumon, cachexie artérielle ou urémie, enfin syncope ou angine de poitrine.

Une telle diversité d'évolutions et de terminaisons tient à la fois à la multiplicité, à l'étendue des lésions et à la diversité des formes cliniques.

4° Formes cliniques.

A la seconde période, une fois établies les lésions vasculaires et par suite leurs localisations viscérales, les cardiopathies artérielles se présentent suivant cinq formes cliniques principales que l'on rencontre d'ailleurs fréquemment associées.

Cardio-sclérose à forme arythmique. — Cette forme prête à de nombreuses erreurs de diagnostic. L'arythmie peut en effet rester longtemps le seul symptôme morbide, au milieu d'une parfaite santé apparente. Tout à coup à l'occasion d'une fatigue, d'un écart de régime, d'une pneumonie, éclatent des accidents graves (accès dyspnéiques, hypertension élevée, léger œdème, albuminurie).

Chez un homme de cinquante ans, la présence simultanée des deux seuls signes suivants : arythmie permanente et dyspnée d'effort, permet d'affirmer la cardio-sclérose (Huchard). Si l'arythmie est rythmée (rythme couplé, etc.) le pronostic est plus grave.

Dans tous les cas, il est inutile de chercher à régulariser le cœur ; la digitale y est impuissante, elle est même dangereuse car son abus rythme les arythmies irrégulières.

Angine de poitrine coronarienne. — Amenée d'abord par le spasme, puis entretenue par la sclérose des coronaires, l'angine de poitrine se révèle sous forme d'accès douloureux bien connus. On sait que la provocation de l'accès par un effort et sa cessation par l'immobilité du malade sont les conditions indispensables et suffisantes qui permettent de diagnostiquer l'angine de poitrine vraie, celle dont on meurt (Huchard).

L'adjonction d'accès nocturnes spontanés n'infirme pas la règle.

Les accès s'accompagnent très souvent d'une élévation subite de la tension artérielle. (Lauder Brunton).

Cardio-sclérose à forme myo-valvulaire. — Quand la sclérose envahit à la fois le myocarde et les appareils valvulaires, il se produit des insuffisances et des rétrécissements organiques (rétrécissement mitral ou insuffisance mitrale artério-scléreux) qui se traduisent par des signes stéthoscopiques un peu spéciaux.

Si l'on s'en tient à l'auscultation du cœur, si l'on néglige de rechercher les signes généraux d'artério-sclérose qui dénonceraient une cardiopathie artérielle, on risque de grosses erreurs thérapeutiques ; par exemple on traite par la digitale obstinément et sans succès une dyspnée de nature toxique.

Forme cardio-aortique. — Au retentissement diastolique du début vient s'ajouter un souffle systolique râpeux et bientôt le retentissement diastolique est suivi d'un souffle d'abord léger qui ne tarde pas à s'accroître et à le remplacer.

L'insuffisance aortique artérielle n'est que l'expression locale de la maladie aortique, généralisée à tout l'arbre artériel. Elle s'accompagne des symptômes d'hypertension, des symptômes méiopragiques et toxiques de toute cardiopathie artérielle. Les signes stéthoscopiques diffèrent de ceux de l'insuffisance endocardique (timbre, intensité). On constate des intermittences, des systoles avortées, groupées (cardio-sclérose). Le choc de la pointe peut être imperceptible. Il y a souvent association de symptômes cérébraux (athérome encéphalique) ou d'angine de poitrine (athérome des coronaires).

Dans les trois premières formes, on meurt en général d'accidents cardiaques ou vasculaires. Dans la forme aortique « le danger est au rein » et la mort par urémie est fréquente. Et pourtant c'est au cours de cette affection que tout accident dyspnéique est le plus souvent désigné du nom de pseudo-asthme aortique, sans que l'on songe même à parler de petite urémie, ce qui serait le cas ou jamais.

Forme cardio-rénale. — Ici l'envahissement du rein par la sclérose joue le rôle prépondérant. Après une période plus ou moins longue d'accidents circulatoires dus à l'évolution de l'artério-sclérose, la maladie présente le tableau de la néphrite interstitielle, tableau modifié par la présence de troubles cardiaques ou aortiques, témoignant des localisations scléreuses concomitantes.

Dans le véritable mal de Bright, au contraire, la lésion rénale est primitive et les symptômes généraux surajoutés sont sous sa dépendance.

Le pronostic dans les deux cas est d'ailleurs aussi grave. La localisation rénale de l'artério-sclérose est en effet la plus redoutable de toutes. Son adjonction aux autres formes cliniques précipite la marche des événements ; et ceci justifie l'aphorisme par lequel M. Huchard résume à la fois la pathogénie, le pronostic et la thérapeutique des cardiopathies artérielles : « La maladie est au cœur et au système artériel, le danger est au rein ».

CHAPITRE II

CAUSES DES CARDIOPATHIES ARTÉRIELLES ET DE LEURS SYMPTOMES

1° Etiologie.

Fréquence, âge, sexe. — Les cardiopathies artérielles sont les plus fréquentes des maladies organiques du cœur (60 0/0). J'ai établi ce pourcentage en dépouillant près de dix mille observations cliniques empruntées pour la plupart aux notes de M. Huchard. Chez la femme la proportion n'est que de 50 0/0 ; chez l'homme elle atteint au contraire 70 0/0.

La prédominance dans le sexe masculin peut être rapportée à la fréquence chez l'homme de causes morbides beaucoup plus rares chez la femme : alcoolisme, tabagisme, saturnisme, syphilis, surmenage physique et intellectuel.

Dans la seconde moitié de la vie le nombre des cardiopathies artérielles l'emporte de beaucoup sur celui des affections valvulaires (Broadbent).

Causes prédisposantes. — L'*hérédité* joue un rôle considérable. On voit l'artério-sclérose apparaître très précocement (entre 20 et 30 ans) chez les descendants d'artériels. Broadbent a décrit cette « hérédité d'hypertension » même chez de jeunes enfants et M. Huchard lui a donné le nom d' « aortisme héréditaire ».

La *ménopause* est très souvent le point de départ de l'affection artérielle.

La *vieillesse* enfin, considérée non plus comme un âge de la vie, mais comme la déchéance de l'organisme sous l'influence des diverses causes pathologiques qui ont traversé l'existence est à peu près le synonyme d'artério-sclérose. Réciproquement on appelle l'artério-sclérose une vieillesse prématurée.

On retrouve en général dans les antécédents des artério-scléreux la présence d'influences morbides que M. Huchard a groupées en causes infectieuses, diathésiques, toxiques.

Les premières (*causes infectieuses*) ont été d'abord les plus étudiées On a incriminé le rôle de la syphilis, de la variole (Desnos et Huchard), de la fièvre typhoïde (Hayem, Landouzy et Siredey), du rhumatisme, de la diphtérie, de la scarlatine, de la fièvre puerpérale. La ques ion a fait peu de progrès et toute l'attention est portée aujourd'hui sur les causes diathésiques et sur les intoxications.

La *diathèse*, héréditaire ou acquise, dont le rapport

avec l'apparition de l'artério-sclérose paraît le mieux établi est la diathèse arthritique. Elle comprend tous les troubles nutritifs dont le rhumatisme chronique, la goutte, le diabète, etc. sont l'expression. L'influence de la goutte « qui est aux artères ce que le rhumatisme est au cœur, » n'est contestée par personne. La ménopause et la vieillesse, en raison des troubles de la nutrition qui les accompagnent, peuvent être placées dans cette catégorie.

Les *causes toxiques* enfin forment une classe très importante, mais encore mal définie. Elles peuvent être groupées en :

1° Causes endogènes, comprenant les nombreuses intoxications dont le point de départ est le tube digestif (Charrin) ou la sécrétion complexe des glandes vasculaires sanguines.

2° Causes exogènes, comprenant les intoxications d'origine extérieure, alcoolique, tabagique, saturnine, alimentaire.

C'est à l'intoxication d'origine alimentaire que M. Huchard attribue le rôle principal. D'après lui, l'habitude néfaste de manger trop et surtout de manger trop de viande explique la fréquence de l'artério-sclérose à notre époque. Il a maintes fois remarqué l'apparition précoce de la maladie chez des individus qui ne présentaient d'autre antécédent que le fait d'avoir abusé de l'alimentation carnée. L'usage de chairs altérées (gibier surmené ou faisandé, conserves, charcuterie, crustacés, etc.) lui a paru tout particulièrement nuisible.

Le rôle d'une alimentation carnée excessive comme facteur direct d'artério-sclérose est très discuté. On admet pourtant sans difficulté l'influence de ce facteur dans la production de la goutte et les rapports de celle-ci avec la sclérose artérielle. A ce titre au moins, l'abus de l'alimentation carnée doit figurer en bonne place dans l'étiologie des cardiopathies artérielles.

Remarquons en terminant que l'on peut assimiler les diathèses aux intoxications endogènes, et les infections aux intoxications exogènes. Toute l'étiologie de l'artério-sclérose tient ainsi dans l'unique et considérable chapitre des intoxications. C'est l'opinion qui, nous le verrons, tend à prévaloir de plus en plus.

2° PATHOGÉNIE.

« Les lésions de l'artério-sclérose sont précédées pendant des semaines ou des années par une phase de troubles fonctionnels (*présclérose*) consistant dans un état plus ou moins accusé d'hypertension artérielle... Sans doute cette opinion n'est pas généralement admise, et on objecte, sans jamais en fournir la preuve, que l'hypertension sanguine est l'œuvre et l'indice de lésions vasculaires déjà constituées et latentes. »

Ainsi, pour M. Huchard, l'hypertension précède toujours les lésions vasculaires; mais en outre elle les détermine car : « la maladie de la fonction fait la maladie de l'organe. » De ce principe dérive toute la thérapeutique préventive de l'artério-sclérose, thérapeutique qui « n'attend point les lésions pour les combattre avec l'insuccès que l'on sait, mais cherche à les prévenir en s'appuyant sur la pathogénie. »

Cette conception pathogénique avait été exposée pour la première fois en 1855 par Senhouse Kirkes qui faisait dépendre de l'hypertension préalable les lésions scléreuses des artères. Traube, vers la fin de sa vie, se rallia à la théorie précédente, qu'il avait d'abord combattue. En 1874 Mahomed admit l'existence d'une période fonctionnelle avec hypertension artérielle précédant l'apparition de l'arterio capillary fibrosis, de Gull et Sutton.

Toutefois, jusqu'en ces dernières années, l'opinion contraire fut soutenue par la majorité des auteurs auxquels il semblait difficile d'admettre le fait d'un symptôme précédant et créant une lésion. Tel fut l'avis de Potain qui, dans son dernier ouvrage sur la tension artérielle, écrivit que l'hypertension est l'effet et non la cause des lésions des artères. Von Basch (1901) reconnaît que l'hypertension précède l'apparition de lésions vasculaires appréciables mais il pense que cette hypertension est l'indice de la perte latente de l'élasticité des petits vaisseaux. C'est là une simple vue de l'esprit que nulle constatation anatomique n'est venue jusqu'ici confirmer.

Il existe aussi une opinion moyenne d'après laquelle la longue période de spasme et d'hypertension qui précède les lésions n'en est point la cause directe. Hypertension et sclérose seraient subordonnées aux mêmes causes toxiques amenant d'abord le spasme des vaisseaux, et, à un degré plus avancé, leur sclérose. (Bosc et Vedel, 1904). C'est une théorie soutenable bien que là aussi le contrôle anatomique et expérimental fasse encore défaut.

L'expérimentation n'a en effet éclairé le débat que d'une très faible lumière. Adami et Roy en 1888 n'ont pas réussi à produire chez les animaux des lésions artérielles en augmentant la tension par compression de l'aorte ou excitation des nerfs vaso-moteurs. Croftan en 1900 injecte pendant plusieurs mois à des lapins des solutions de xanthine et d'hypoxanthine qui déterminent des lésions de l'endartère et de l'hypertension artérielle ; mais on ignore si lésions et hypertension étaient contemporaines ou si l'une a précédé l'autre. Plus récemment Josué (1902) au moyen d'injections d'adrénaline a produit rapidement l'apparition d'athérome ; mais cet auteur n'a pu préciser si l'adrénaline, substance éminemment vaso-constrictive et hypertensive agissait sur les vaisseaux directement ou par l'intermédiaire d'une hypertension préalable. Tout dernièrement (février 1905) Braun reproduisant les expériences de Josué, affirme l'action directe de l'adrénaline sur les vaisseaux et croit avoir réfuté la théorie de l'hypertension préalable parce qu'il a pu produire des lésions artérielles en injectant à la fois de l'adrénaline et du nitrite d'amyle !

Actuellement la doctrine de l'hypertension précédant les lésions paraît de plus en plus admise. Quelques auteurs pensent que l'hypertension puis les lésions sont les effets des mêmes causes toxiques, d'autres estiment que les causes toxiques créent les lésions par l'intermédiaire de l'hypertension. De toute façon, étudier les causes de cette dernière, c'est étudier les causes des cardiopathies qu'elle précède ou qu'elle engendre.

3° Causes de l'hypertension artérielle.

Les causes capables d'élever de façon durable la tension artérielle ont été e restent l'objet de recherches et de discussions nombreuses.

L'augmentation de la masse sanguine est un facteur peu important. Dastre et Loye n'ont constaté d'hypertension qu'en augmentant de 1/8 la masse totale du sang. Mais Ambard et Beaujard n'ont pu augmenter la pression sanguine en injectant à des chiens d'énormes doses de solution isotonique. La pléthore sanguine habituelle des grands buveurs peut exister sans hypertension, tant que l'intégrité vasculaire n'est pas menacée par d'autres causes. On sait qu'à l'état normal la vaso-dilatation des organes leur permet de recevoir une quantité de sang double de celle que contient l'arbre circulatoire.

La théorie de l'imperméabilité mécanique du rein, agissant comme un obstacle interposé dans le courant sanguin (Traube), a été rejetée depuis longtemps. De même, on ne pense plus à incriminer le rôle de l'hypertrophie cardiaque, qui est la conséquence et non la cause de l'hypertension.

A l'état normal, la tension artérielle résulte à la fois de l'impulsion cardiaque et du tonus vasculaire (Claude Bernard). Elle est en général réglée par l'état de contraction ou de relâchement des vaisseaux capillaires (Marey), dont la résistance au courant sanguin, d'après la loi de Poiseuille, augmente en raison de la quatrième puissance du diamètre de leur lumière. « L'intervention d'un seul facteur, *l'augmentation des résistances circulatoires périphériques* met en jeu les deux autres (masse sanguine et impulsion cardiaque) » (Huchard).

Le tonus normal des artères et des capillaires artériels, en dehors des influences nerveuses vaso-motrices, est entretenu par les variations des gaz du sang, par les produits de destruction des échanges nutritifs, enfin par les produits des diverses glandes à sécrétion interne (Gley).

Puisque, mécaniquement, la tension artérielle dépend avant tout du tonus vasculaire, il est logique de penser que l'hypertension peut être indirectement causée par l'exagération de l'effet des substances qui à l'état normal entretiennent le tonus, ou par l'addition de nouvelles substances douées également d'une action vaso-constrictive.

Toutes les substances vaso-constrictives joueront dès lors le rôle de toxiques, puisque déterminant dans l'organisme un phénomène anormal (vaso-constriction spasmodique et hypertension). C'est exactement le phénomène inverse qui se passe quand une substance vaso-dilatatrice est introduite dans le milieu sanguin (le nitrite d'amyle par exemple).

L'élévation pathologique de la tension artérielle est fonction d'intoxication. Telle est la théorie qui paraît le plus en faveur aujourd'hui. C'est celle que M. Huchard a toujours soutenue et dont il a fait la base de sa thérapeutique.

En dehors des affections artérielles on rencontre des états morbides accompagnés d'hypertension et dans lesquels l'intoxication de l'organisme paraît évidente (éclampsie, période prémenstruelle, puberté, accidents du saturnisme). Le professeur Grasset a signalé l'hypertension artérielle parmi les troubles d'insuffisance antitoxique.

Beaucoup d'auteurs admettent avec M. Huchard que : « Tout hypertendu par vaso-constriction est un insuffisant rénal. » Chez ces malades l'intoxication s'aggrave parce que dès le début, du fait de l'hypertension, le rein ne suffit plus à accomplir sa tâche éliminatrice. Les poisons s'accumulent dans l'organisme ; une alimentation bien tolérée (régime carné, chloruré) quand le rein fonctionnait normalement, devient dès lors toxique, d'où la double nécessité de changer le régime et de lutter contre l'insuffisance rénale par l'emploi des diurétiques.

Cependant, si l'hypertension artérielle cause l'insuffisance rénale, elle doit nécessairement la précéder. Certains produits sont donc, par leur présence ou par leur excès, hypertenseurs même en l'absence d'insuffisance rénale.

Si nous nous reportons à l'étiologie (page 21) c'est-à-dire à l'énumération des circonstances ou des influences morbides qui semblent le plus en rapport avec l'apparition de l'artério-sclérose, nous voyons que toutes ces causes peuvent être groupées en : 1° Influences altérant les produits du métabolisme ou viciant les sécrétions internes ; 2° Influences introduisant dans l'organisme des substances réputées toxiques.

L'étiologie et la pathogénie des cardiopathies artérielles paraissent ainsi parfaitement d'accord et orientées toutes deux vers l'idée d'intoxication.

Il me reste à passer en revue les substances regardées à tort ou à raison comme facteurs de l'hypertension artérielle pathologique. Ici l'accord est loin d'être fait à cause des obstacles sans nombre que rencontre une telle étude : difficultés de l'expérimentation, ignorance de la nature exacte des poisons les plus actifs, que l'on connaît seulement par leurs effets, ignorance des associations exaltantes ou neutralisantes que ces poisons doivent former entre eux.

Parmi les poisons d'origine *exogène* on reconnaît généralement une action hypertensive au tabac, à l'alcool, au plomb, aux aliments carnés pris en excès, et surtout altérés. Nous verrons plus loin que le mode d'action du plomb a été très discuté.

Nous savons que, pour M. Huchard, l'alimentation carnée excessive est une des causes principales de l'hypertension artérielle. Le rôle hypertenseur de l'alimentation animale intensive n'a pas été, je crois, recherché par l'expérimentation. En revanche, de nombreuses expériences paraissent avoir montré que l'alimentation carnée est plus toxique que l'alimentation

végétale, qu'elle augmente, en particulier, la toxicité
des urines. D'autre part, on connaît bien, cliniquement,
les cas d'intoxication souvent mortelle par les viandes
avariées, les conserves, la charcuterie. De tels faits permettent au moins de considérer ces derniers aliments
comme capables de contenir des poisons violents. Or
le rôle des albuminoïdes toxiques devient, comme nous
le verrons, de plus en plus intéressant à étudier en con-
nection avec les phénomènes de circulation chlorurée
organique et d'hypertension artérielle.

Les poisons hypertenseurs d'origine *endogène* sont
très nombreux, mais leur action est loin d'être toujours
démontrée. Il faut signaler au premier rang les produits
des fermentations gastro-intestinales, particulièrement
accusées chez les individus qui abusent de l'alimentation carnée et surtout des aliments dits de « haut
goût ». Ces individus présentent souvent de l'hypertension. Le rôle des fermentations digestives d'origine
carnée peut s'exagérer dans certaines conditions de
réceptivité. Broadbent a remarqué chez les Anglais qui
reviennent de l'Inde la fréquence d'une hypertension
due, d'après lui, à ce qu'ils conservent, en pays chaud,
l'habitude anglaise de manger beaucoup de viande.

Chryssovergis a signalé l'an dernier des dyspepsies
avec hypertension et petits signes de brightisme cura-
bles par le seul régime.

Les substances résorbées ainsi au niveau de l'intestin

(substances aromatiques, ammoniaque, ptomaïnes, alcaloïdes, acides gras, indican et albumines toxiques), sont probablement d'une extrême nocivité.

Viennent ensuite les produits du surmenage musculaire (créatine, acides acétique et lactique) et ceux de la nutrition cellulaire normale ou troublée (urée, acide urique, matières colorantes, urobiline, sels ammoniacaux, nucléines, ptomaïnes, leucomaïnes).

Leur rôle dans l'hypertension est encore incomplètement connu. Il aurait été décelé pour l'acide urique, par Haig (1891). En 1904 Achard a remarqué de fortes hypertensions dans des cas de rétention d'urée. Enfin on a signalé l'action hypertensive de l'urobiline, de la neurine, des ptomaïnes, de l'acide lactique et des sels ammoniacaux. Nous avons vu plus haut que Croftan, par l'injection répétée de xanthine et d'hypoxanthine provoquait expérimentalement de l'hypertension artérielle et de l'endartérite.

Tous ces faits sont malheureusement très incertains et leur étude demande à être reprise. En présence d'une pareille incertitude, la théorie de l'action des glandes à sécrétion interne a été bien accueillie, à cause des facilités plus grandes de l'expérimentation. On a déterminé avec assez de précision quelles sont les glandes hypotensives et les glandes hypertensives.

La découverte de l'action hypertensive considérable de l'adrénaline, les très intéressantes expériences de

Josué ont amené M. Vaquez à penser que l'hypertension était peut-être uniquement d'origine surrénale.
Les glandes surrénales présenteraient une activité fonctionnelle anormale ou hyperpérinéphrie correspondant
à des altérations anatomiques constatées expérimentalement par Bernard et Bigard. Dès lors, la substance
des capsules versée en trop grande quantité dans le
sang provoquerait l'hypertension, puis les lésions vasculaires, soit par elle-même, soit en mettant, par
hypertension les vaisseaux en état de moindre résistance à l'action des intoxications ou infections diverses.
Là théorie surrénale s'appuie sur d'assez nombreuses
constatations anatomiques (Aubertin et Ambard, Josué,
Loeper, Goujet).

En résumé, malgré les résultats incomplets de toutes
les recherches tendant à déceler les causes de l'hypertension, un point paraît admis : c'est que ce phénomène
est dû à la présence dans le sang de substances anormales ou de substances normales viciées, jouant le rôle
de toxiques.

Il me reste à envisager une question très importante,
très étudiée ces derniers temps, celle des chlorures,
dont la rétention dans l'organisme ou l'élimination présentent les rapports les plus étroits avec les phénomènes d'hypertension et en général avec la symptomato-
logie des cardiopathies artérielles.

4° LA QUESTION DES CHLORURES.

Je n'entreprendrai pas ici de reproduire l'historique et la bibliographie déjà si riches de la question des rétentions chlorurées. Abordée par Bohne en 1897 elle a donné lieu, dans les trois dernières années surtout, à une quantité de travaux dont les plus connus sont ceux de MM. Achard, Loeper et Laubry sur les échanges hydriques entre le sang et les tissus, et ceux de MM. Widal, Lemierre et Javal sur le rôle direct des chlorures dans la formation des œdèmes.

On savait cependant depuis longtemps déjà (Heller, Redtenbacher, 1850) que les chlorures sont retenus pendant le cours des maladies aiguës et éliminés en masse au moment de la guérison. On savait aussi que le liquide des œdèmes est fortement chloruré, comme en témoignent les abondantes décharges urinaires chlorurées qui accompagnent la résorption des œdèmes cardiaques sous l'influence de la digitale (Neubauer et Vogel, Huchard, 1896).

Voici, en un court résumé, les données fournies par les recherches récentes sur les rapports de la rétention des chlorures et de l'urémie.

A l'état normal, la teneur du sang en chlorure de sodium est toujours la même. Le sel alimentaire absorbé chaque jour est chaque jour éliminé par les urines.

Certains malades, les néphritiques principalement, éliminent moins de chlorures que les individus sains, et même alors qu'ils peuvent encore éliminer normalement les autres substances de l'urine et le bleu de méthylène. Chez ces malades, l'épreuve de la chlorurie alimentaire (10 gr. de sel surajouté aux aliments quotidiens) indique souvent une rétention c'est-à-dire un excédent du NaCl ingéré sur le NaCl éliminé.

Quand un brightique fait de la rétention chlorurée, son poids peut augmenter rapidement de quelques kilos (préœdème de Widal), puis l'œdème devient apparent. Quand le même malade décharge son excédent de chlorures, l'œdème apparent disparaît, le poids diminue et continue encore à diminuer jusqu'à ce qu'il revienne au poids primitif. En même temps se produit une abondante diurèse aqueuse et chlorurée.

M. Widal a pu provoquer à volonté chez des brightiques l'apparition et la disparition d'œdèmes, rien qu'en chlorurant ou en déchlorurant l'alimentation, et quelle que soit la nature de l'alimentation, lait ou viande. D'après lui, la rétention chlorurée seule est la cause de la plupart des accidents du brightisme. Le sel retenu dans le sang passe dans les tissus, y attire de l'eau en vertu des lois de l'isotonie et l'œdème est constitué. Le préœdème consiste en œdèmes profonds, viscéraux, cliniquement inappréciables, et dont la présence détermine les accidents nerveux, diges-

tifs et respiratoires de l'urémie. L'œdème du rein est
en ce cas une des causes principales de l'albuminurie :
il exagère l'imperméabilité spéciale du rein aux chlorures.

Si l'on réduit l'apport quotidien du sel alimentaire à
une quantité de quelques grammes inférieure à celle
que le rein peut encore éliminer, la masse du sel
retenu dans les tissus diminuera par conséquent chaque jour du même nombre de grammes. Le sel retenu
passe peu à peu des tissus dans le sang et du sang
dans l'urine, entraînant avec lui l'eau des œdèmes.
Ceux-ci diminuent et disparaissent. Avec la diminution de l'œdème rénal, l'intensité de la décharge
chlorurée quotidienne s'accroît progressivement et
le malade est délivré de ses accidents de *chlorurémie*.

Ainsi donc le terme de chlorurémie pourrait remplacer celui d'urémie, puisque d'une part on n'a pu jusqu'ici élucider la nature et le mode d'action des poisons facteurs de l'urémie et que d'autre part la rétention
des chlorures paraît expliquer complètement tous les
phénomènes.

La découverte de M. Widal a en effet le très grand
mérite de donner pour la première fois une explication
claire de phénomènes restés obscurs jusqu'ici et aussi
de fournir un précieux moyen de prophylaxie et de thérapeutique : le régime déchloruré.

Les recherches de M. Widal avaient porté spécialement sur les néphrites épithéliales. Après lui différents
auteurs montrèrent que la rétention chlorurée se
rencontrait dans presque toutes les affections où exis-
tent des épanchements séreux (ascites, cardiopathies).
On apprit à rechercher ce nouvel élément, à l'apprécier
par l'analyse chimique répétée et par l'emploi de la
balance dont M. Chauffard, en 1901, avait montré déjà
toute l'utilité pour surveiller de près l'évolution des
épanchements séreux.

Toutes ces données nouvelles semblèrent un instant
avoir fortement ébranlé la théorie toxique par laquelle
on expliquait jusque-là les phénomènes de l'urémie et
en particulier les phénomènes d'évolution et la sympto-
matologie des cardiopathies artérielles. Puisque dans
les néphrites on pouvait guérir les accidents avec de la
viande sans sel et les aggraver avec du lait salé, ne
pouvait-on point généraliser quelque peu et penser que
les toxines exogènes ou endogènes, si difficiles à connaître et à définir, n'avaient qu'un rôle douteux, en un
mot, que la rétention chlorurée était l'ennemi et le seul
ennemi ?

Et d'ailleurs, de nouvelles recherches vinrent bientôt montrer les rapports qui unissent l'hypertension
artérielle et la rétention chlorurée. En 1904, MM. Ambard et Beaujard montrèrent que tout individu capable
de faire de la rétention chlorurée est par cela même

capable de faire de l'hypertension artérielle. La chloruration de l'organisme fait monter la tension ; la déchloruration la fait baisser. La digitale peut agir comme médicament hypotenseur quand elle provoque une décharge chlorurée chez les individus en état de rétention ; « il n'y a d'hypotenseurs permanents, que les médicaments amenant une déchloruration. » Tout autre médicament hypotenseur n'a qu'une action passagère. Dans un article tout récent (*Semaine médicale*, 22 mars 1905), les mêmes auteurs établissent que la chloruration est en général la cause des hypertensions permanentes, élevées, d'un pronostic grave, sauf cependant quand le cœur et les vaisseaux affaiblis réagissent mal (tachyarythmie des cardio-scléreux en imminence d'asytolie). Les artériels, mais surtout les cardio-rénaux, à l'inverse des malades atteints de néphrite épithéliale, ont une aptitude permanente à faire de la rétention chlorurée et par suite, de l'hypertension. Chez ces malades, l'hypertension, la céphalée, la dyspnée toxique cèdent au régime déchloruré, aidé ou non par les médicaments déchlorurants (théobromine, purgatifs). L'usage de la viande sans sel paraîtrait inoffensif.

Les cas étudiés par Ambard et Beaujard dans leur dernier travail s'appliquent à des rétentions chlorurées sèches : les néphro-scléreux peuvent se chlorurer et se déchlorurer sans que leur poids varie. M. René Marie avait observé déjà en 1903 que les rapports du sel retenu et de l'eau des œdèmes ne répondent pas toujours aux lois de l'isotonie et que le chlorure peut se fixer dans les tissus sans qu'il y ait augmentation de poids.

Ces faits, et d'autres encore, ont donné à penser que tout ne pouvait être expliqué par la production d'œdèmes liés à la rétention chlorurée. On s'est aperçu, et M. Widal tout le premier, que, chez les cardiaques, le régime déchloruré n'avait sur les œdèmes qu'une action suspensive. La déchloruration donne des résultats très variables dans les ascites cirrhotiques. Chez les brightiques eux-mêmes, il faut parfois aider l'action du régime déchloruré en y joignant celle de la théobromine, des purgatifs, des diaphorétiques, des ponctions. Merklen et Hirtz signalèrent au moment de la résorption des œdèmes chez les artério-scléreux, des accidents cérébraux très graves, assez difficiles à expliquer par la seule hypothèse d'un déplacement de sérosité. Enfin M. Huchard observa que l'emploi de la viande, même sans sel, provoque parfois, dès le début de son administration des accidents dypnéiques ou délirants que le régime lacté fait cesser. M. Achard vit que le régime amylacé chez les malades aortiques ou néphritiques augmente le volume des urines et l'excrétion des chlorures mieux que ne le fait le régime carné. A l'heure actuelle, beaucoup de médecins, Merklen, Robin, Chauffard, Barth) s'en tiennent, après expérience, à la prescription du régime lacto-végétarien hypochloruré, chez les malades rénaux ou artériels.

Causes de la rétention chlorurée. — La simple constatation, si utile qu'elle soit, des dangers de la rétention chlorurée et des bénéfices de la déchloruration ne peut suffire à étayer une thérapeutique et une prophylaxie. Il s'agit en effet de savoir pourquoi et comment l'on retient des chlorures, pourquoi et comment on se déchlorure. C'est en effet la seule façon de connaître exactement quelles modifications cette intéressante notion nouvelle peut apporter aux conceptions classiques de pathogénie et de thérapeutique admises jusqu'ici.

Deux théories se trouvent en présence. La première est la théorie mécaniste pour laquelle les phénomènes d'osmose, de dialyse, de variations de la pression vasculaire suffisent parfaitement à tout expliquer. D'après M. Widal, la chlorurémie est due à l'insuffisance partielle du rein pour le sel, véritable acte de sélection rénale. Le rein des brightiques laisse passer moins de sel qu'à l'état normal ; d'un autre côté la perméabilité du rein au sel peut varier dans d'assez fortes proportions sous l'influence ou en l'absence de l'œdème rénal.

La seconde théorie, vitaliste de tendances, est naturellement plus compliquée que la première, et en cela elle semble se rapprocher davantage de la réalité des actes vitaux dont la complexité apparaît plus grande à mesure qu'on les étudie. Elle tend à démontrer que le phénomène évident de la rétention chlorurée n'est qu'un symbole, qu'un symptôme, déterminé par d'autres actes vitaux. Dès le début de la question des chlorures on remarqua (Ch. Richet et Toulouse, 1899) qu'une alimentation pauvre en chlorures augmente la toxicité, c'est-à-dire l'action du bromure dans l'épilepsie. Puis Lesné et Richet établissent la réciproque en montrant que l'hyperchloruration de l'organisme diminue la toxicité de certaines substances. S'appuyant sur le fait bien connu des rétentions chlorurées au cours des infections, M. Achard pensa que la rétention chlorurée peut être considérée comme une réaction de défense antitoxique. « Les chlorures, dit-il, diminuent la toxicité des poisons ; de plus la rétention des chlorures dans les tissus a peut-être pour effet de protéger le sang et d'immobiliser pour un temps en dehors de la circulation, des substances nuisibles. Mais, comme les leucocytes, la fièvre et d'autres réactions défensives, l'arme protectrice peut se retourner contre l'organisme. »

Le même auteur a vu que la rétention de l'urée dans les maladies aiguës, dans les affections rénales, circulatoires, dans les troubles nutritifs, pouvait produire des effets analogues à ceux de la rétention des chlorures (hypertension, œdèmes, augmentation de poids). Cette rétention d'urée paraîtrait l'indice de la rétention simultanée de corps plus toxiques. Elle se rencontre souvent associée à la rétention chlorurée, et, si cette dernière produit des phénomènes osmotiques plus intenses, la rétention de l'urée, déchet de la nutrition, paraît plus toxique pour les tissus.

Le fait le plus important que l'on puisse opposer aux théories mécanistes est fourni par les recherches d'Heidenhain (1899) sur l'action des lymphagogues, substances qui agissent sur la composition de la lymphe et du sang. Cet auteur a démontré que certains albuminoïdes toxiques, appelés par lui lymphagogues de première catégorie (peptones ou albumines impures, nucléines, toutes les toxines microbiennes), injectés dans le sang déterminent dans l'organisme des dérivations aqueuses considérables ; ils concentrent le sang et font passer sérosité, sels et leucocytes dans les tissus. Or ces substances ne sont nullement osmotiques ; elles agissent à doses infinitésimales : leur action est donc forcément sécrétoire et non mécanique. Heidenhain appelle lymphagogues de deuxième catégorie les cristalloïdes ordinaires, chlorures, sulfates, urée, toutes substances de fort pouvoir osmotique qui n'agissent que proportionnellement à leur masse et probablement par dialyse ou osmose.

Ambard qui a parfaitement étudié la question dans un remarquable travail (*Sem. méd.*, oct. 1904), a fait avec Beaujard des expériences très intéressantes qui montrent que l'injection intra-veineuse et simultanée de peptones impures et de sel marin en solution hypertonique, concentre le sang et hydrate les tissus. C'est là l'effet produit habituellement par l'injection de peptone seule. Le sel marin injecté seul produit au contraire l'action inverse (dilution du sang et déshydratation des tissus). Dans l'injection simultanée de sel et de peptone tout se passe comme s'il n'avait pas été injecté de sel, et contrairement aux lois mécaniques de l'osmose. « Les phénomènes physico-chimiques de la régulation des humeurs n'entreraient en jeu qu'à l'occasion de phénomènes d'un ordre tout différent, des phénomènes sécrétoires ; ces derniers commanderaient pour ainsi dire le mouvement, orienteraient vers la rétention ou l'élimination, des sels causant à leur tour des mouvements osmotiques. »

Voici donc le rôle des albuminoïdes toxiques, passé de nouveau au premier plan, mais cette fois du fait de l'expérimentation. Sans doute dans un avenir prochain on connaîtra mieux encore les relations de ces trois facteurs : albuminoïdes toxiques, rétention des chlorures et hypertension artérielle. Constatons en terminant que les notions déjà acquises sur ce point sont des plus instructives, éclairent la pathogénie des affections artérielles, et paraissent confirmer les faits établis depuis longtemps déjà par la clinique.

5° La fonction rénale chez les artério-scléreux.

Nous avons vu que la théorie mécaniste donne à l'imperméabilité ou à l'insuffisance rénales le rôle principal dans la genèse des rétentions dont la théorie vitaliste, au contraire, trouve, en dehors du rein, une explication suffisante. Or si dans les néphrites, par exemple, on peut jusqu'à un certain point invoquer l'imperméabilité rénale comme cause des œdèmes, il est certain que dans d'autres maladies, où le rein n'est pas en jeu, les œdèmes et les rétentions ne peuvent être expliqués que par l'imprégnation toxique de l'organisme. C'est ce qui se passe pour les infections aiguës, mais aussi et surtout pour les épanchements locaux, pleurésies, ascites, hydarthroses, et pour les phlegmons.

« N'y a-t-il pas place pour une troisième théorie synthétique, où l'on admettrait à la fois une imperméabilité rénale et une action attractive des substances toxiques retenues, l'imperméabilité relative du rein aggravant l'action des substances toxiques en les accumulant dans l'organisme ? » (Ambard).

On est en droit d'admettre en effet que lorsque la perméabilité rénale diminue, il se produit une rétention mécanique de principes hydropigènes qui peuvent être à la fois les cristalloïdes (chlorures, urée), capables d'attirer l'eau par action osmotique, et les albuminoïdes toxiques, capables de retenir et d'attirer les cristalloïdes dans les tissus.

On s'expliquerait mieux ainsi le rôle de l'intoxication de l'organisme dans l'histoire clinique des cardiopathies artérielles, et l'on comprendrait mieux comment l'insuffisance du rein peut prendre une telle importance dans cette maladie qu'elle semble en commander à la fois l'évolution, les symptômes, le pronostic et la thérapeutique.

Les effets mortels de l'ablation expérimentale des reins paraissent dus surtout à la suppression de leur fonction excrétoire, puisque la ligature des uretères amène aussi la mort. On a donc pu penser tout d'abord que ces accidents venaient de la rétention de l'urine, assimilable ainsi à une solution de principes toxiques.

La rétention partielle de ces produits ou de quelques-uns d'entre eux sous l'influence de troubles rénaux ou de lésions rénales a été et est encore invoquée, non sans raison, pour expliquer les divers phénomènes de l'urémie.

Les recherches du professenr Fournier, et surtout les célèbres travaux du professeur Bouchard sont à la base de la théorie de l'urémie par rétention. Un peu plus tard, Brown-Séquard et Mayer admirent l'existence d'une sécrétion interne du rein, sécrétion dont l'altération ou la suppression joueraient un rôle important dans l'intoxication urémique. De fait, les animaux

néphrectomisés meurent plus vite et avec des phénomènes plus franchement urémiques que les animaux à
qui l'on a simplement lié les uretères. Cette intéressante question a été l'objet de nombreuses recherches.
Parmi les plus récentes figurent celles de Léon Bernard (1900), de Castaigne et Rathery (1902). Ces derniers auteurs ont montré l'existence de néphrotoxines
ou de néphrolysines qui, versées dans la circulation
par le rein malade, pourraient déterminer certains accidents toxiques des néphrites.

Il n'en est pas moins évident que l'altération d'une
fonction d'excrétion aussi importante que celle du rein
doit être éminemment nuisible. Enfin, même à présent
la question de la sécrétion interne du rein est loin
d'être élucidée car son étude est très difficile. Au contraire, celle de la sécrétion externe ou plutôt de l'excrétion a été faite aussi complètement que possible.

On a cru, au début, que l'on pourrait apprécier l'état
de la fonction rénale d'après l'analyse de l'urine. L'absence ou l'insuffisance de tel élément normal devait
indiquer le défaut ou l'insuffisance de la filtration de
cet élément par les reins et, en conséquence, sa rétention dans l'économie. Mais il fallut bientôt reconnaître
que certains constituants normaux pouvaient se trouver au contraire en quantité exagérée dans l'urine des
néphritiques, et aussi que chez l'homme sain, ces
constituants (eau, sels, urée, etc.) pouvaient diminuer

notablement sous l'influence du régime, du jeûne, du repos, etc. On sait aujourd'hui que dans les maladies de la nutrition, des substances anormales et surtout des quantités anormales de substances normales sont présentées à l'élimination urinaire. Il est donc parfois extrèmement difficile de dire si un constituant normal de l'urine est retenu par le rein ou non retenu, mais produit en quantité insuffisante.

En dernier lieu, nous venons de voir que certains albuminoïdes toxiques (lymphagogues) peuvent retenir dans les tissus l'urée, les chlorures, etc., sans l'intervention de l'imperméabilité rénale.

Procédés d'exploration de la perméabilité du rein. — Un seul procédé permet quelquefois d'affirmer l'imperméabilité du rein. C'est la *séparation des urines*, soit par le cathétérisme uretéral (Albarran) soit par le diviseur intravésical (Cathelin, 1902). Lorsqu'un des reins est beaucoup plus atteint que l'autre, on constate, au moyen de la division, qu'il sécrète, par exemple, une très faible quantité d'urée et de chlorures tandis que l'autre en sécrète une quantité normale. Ici l'imperméabilité est hors de doute, puisque le sang qui traverse les deux reins a nécessairement la même composition. Malheureusement la séparation des urines est une opération très délicate, et comme les deux reins sont souvent imperméables ou insuffisants au même degré, ce mode d'exploration a fort peu d'applications pratiques en médecine. Il a eu au moins le mérite de prouver que l'imperméabilité du rein est un fait réel.

Que faut-il entendre par perméabilité rénale? « C'est, dit Léon Bernard, la fonction par laquelle l'épithélium rénal élimine l'ensemble des corps dont il a charge normalement ou accidentellement de débarrasser l'organisme ». Le rein élimine accidentellement certains poisons exogènes, les toxines microbiennes, etc.; il élimine normalement l'urine. M. Léon Bernard qui a étudié très complètement ce sujet, montre qu'en dehors de la séparation des urines, les explorations de la perméabilité vraie donnent peu de renseignements. Il s'agit en effet de savoir si le rein arrête ou non au passage les produits d'excrétion que lui apporte le sang. Pour le savoir il faudrait pouvoir établir le rapport du taux de ces produits dans l'urine avec le taux des mêmes produits dans le sang. Or ce dosage dans le sang est très difficile, même pour les corps les mieux connus (urée, chlorures). D'autre part le sang surchargé de produits d'excrétion ne garde pas longtemps ceux-ci et les dirige rapidement dans les tissus où leur dosage est impossible.

Analyse des urines. — Mais bien plus, la composition de l'urine elle-même est encore imparfaitement déterminée. Le groupe des matières extractives, représentant le sixième du résidu, n'est connu qu'en partie et renferme selon toute probabilité la plupart des corps toxiques. Quand, des matières extractives on a isolé l'acide urique, les corps xanthiques, la créatine, la créatinine, l'allantoïne, l'acide hippurique, l'acide lactique, l'ammoniaque, il reste encore un « non dosé » organique dont Douzé et Lambling ont montré toute l'importance quantitative et qui représente environ 6 0/0 de l'azote total, 28 0/0 des matières organiques totales et 40 0/0 du carbone urinaire total. Pourquoi le « non dosé » ne contiendrait-il pas ces « poisons de l'urine que nous ignorons totalement » ? (Lesné et Bousquet).

La seconde manière d'explorer la perméabilité vraie du rein est *l'épreuve de la toxicité* qui, laissant de côté la nature des poisons urinaires, cherche à montrer si le rein laisse passer une urine moins toxique qu'à l'état normal. Quelques objections que l'on ait faites à cette méthode, il est certain qu'elle indique une hypotoxicité quand la même urine injectée à plusieurs lapins ne détermine la mort qu'à des doses très supérieures aux doses normales. Cependant, pour prouver que le rein arrête des substances toxiques il faudrait montrer que le sérum au moins est hypertoxique, recherche extrèmement difficile et décevante.

La *cryoscopie*, découverte par Koranyi et vulgarisée par Claude et Balthazard, donne des résultats plus intéressants parce que, facile à pratiquer, elle permet de comparer entre elles les concentrations moléculaires du sérum sanguin et de l'urine $\left(\dfrac{\Delta \text{ sérum}}{\Delta \text{ urine}}\right)$. Avec une concentration du sérum, normale ou supérieure à la normale, une hypoconcentration de l'urine semble bien indiquer l'imperméabilité du rein. De fait c'est ce que l'on trouve dans beaucoup de néphrites scléreuses.

Diverses autres méthodes sont utilisées pour explorer la perméabilité expérimentale.

Elles consistent à introduire dans l'économie une substance anormale, parfaitement dosée, et à surveiller son élimination par les reins. Telles sont l'épreuve du *bleu de méthylène* (perméabilité épithéliale), de l'*iodure de potassium* (perméabilité glomérulaire), de la *glycosurie phloridzique* (activité épithéliale), de la *chlorurie alimentaire*.

L'épreuve de la chlorurie alimentaire n'a de valeur que si le malade est en état d'équilibre chloruré, et surtout s'il n'est pas en état de rétention latente. Certains rénaux interstitiels rendent intégralement le sel surajouté, bien qu'ils soient en état de rétention accusée : ils rendent « par regorgement » ce supplément de sel (Ambard et Beaujard).

Toutes ces épreuves quoique très discutées donnent parfois, surtout associées, des renseignements intéressants. Elles ont éclairé la physiologie pathologique du rein et le diagnostic des différentes formes de néphrites.

Mais, il faut le répéter, elles sont toutes passibles de la même objection, qui est fondamentale. Quand une substance qui devrait passer dans l'urine, ne passe pas ou passe mal dans l'urine des deux reins à la fois, rien ne permet d'attribuer ce fait à l'imperméabilité ou à l'insuffisance du rein. La substance peut parfaitement être retenue dans le sang et surtout dans les tissus par des causes que l'on commence à entrevoir et dont le rôle en pathologie est considérable.

Si l'on ne peut évaluer scientifiquement l'imperméabilité ou l'insuffisance du rein, faut-il pour cela rejeter la notion et le terme. Non certes. L'anatomie pathologique et la clinique prouvent surabondamment la réalité du phénomène. Les lésions du rein jouent dans les rétentions un rôle important puisqu'on trouve très fréquemment ces deux éléments associés. En outre le terme d'imperméabilité ou d'insuffisance est un terme commode, une image, qui précise l'idée de rétention et la nécessité thérapeutique d'employer tous les moyens propres à faire passer dans les urines ce qui est retenu.

L'insuffisance rénale chez les cardio-artériels. — En élargissant ainsi le terme d'insuffisance rénale, pour l'assimiler à celui de rétention, la question se trouve du coup éclaircie et simplifiée.

Chez les cardio-artériels toutes les épreuves que nous venons de passer en revue concourent plus ou moins à indiquer tôt ou tard l'existence de la rétention. Les artériels peuvent retenir les chlorures, l'iodure de potassium, le bleu de méthylène ; chez eux la glycosurie phloridzique peut être positive, et la toxicité urinaire très faible (la moitié du chiffre normal (Tournier). L'analyse des urines donne des résultats assez caractéristiques. Les éliminations urinaires sont souvent augmentées au début, mais troublées dans leurs rapports ; plus tard seulement, elles tombent au-dessous de la normale. Les modifications éliminatrices du début traduisent à la fois les troubles nutritifs des premières périodes et l'existence de l'hypertrophie compensatrice des parties du rein restées saines (Chauffard, Albarran), hypertrophie qui, jointe à l'augmentation de la pression artérielle, explique la polyurie et l'exagération des éliminations urinaires (Claude).

Il importe de bien distinguer l'insuffisance de l'imperméabilité.

Le terme d'imperméabilité désigne assez exactement un état de rétention chronique plus ou moins accusé. Le malade ne peut éliminer qu'un chiffre faible de chlorures, l'élimination du bleu est toujours retardée, le point cryoscopique ne descend plus jamais au taux normal. Cet état que nulle thérapeutique ne peut faire disparaître entièrement, correspond, de toute évidence, à des lésions rénales réduisant pour toujours le pouvoir filtrant du rein.

Par insuffisance, il faut au contraire entendre la faculté temporaire de faire de la rétention, rétention qui peut disparaître tout à fait pour un temps plus ou moins long, sous l'action d'une thérapeutique appropriée. Il est très difficile d'affirmer ici quelle est dans ce phénomène la part du rein, et quelle est celle des autres causes de rétention. C'est pourquoi le terme d'insuffisance *urinaire* répondrait mieux à la réalité des faits que le terme d'insuffisance rénale.

Il est toutefois logique de supposer avec M. Huchard que le spasme artériel généralisé du début peut mettre le rein en état de méiopragie fonctionnelle, c'est-à-dire d'insuffisance. M. Ménétrier pense que l'hypertension vasculaire joue le rôle principal dans la néphrite saturnine et peut seule expliquer l'albuminurie. M. Vaquez se range à cet avis en montrant que là et aussi dans les néphrites chroniques, les courbes de la tension et de l'albuminurie sont souvent parallèles. Dans un travail récent (1904), Zangemeister estime que les troubles rénaux des éclamptiques, et surtout leur faible excrétion chlorurée, sont dus à la vaso-constriction et à l'anémie rénales, sous l'influence du poison éclamptique.

Malgré les difficultés de l'expérimentation et l'incertitude de l'interprétation, il se dégage de tous les faits précédents certaines notions générales. Incomplètes encore, elles s'enchaînent pourtant assez bien et les déductions thérapeutiques qu'on en tire, sont presque toujours fructueuses. C'est sans doute que l'on n'est pas loin de la vérité. Aussi bien atteint-on là le but de la médecine dont toutes les recherches, cliniques, anatomiques et pathogéniques ont pour unique objet la thérapeutique.

On peut résumer ainsi ces données générales :

— L'apparition de l'artério-sclérose semble être en rapport avec des intoxications chroniques, d'origine exogène ou endogène.

— L'hypertension par spasme vasculaire cause ou tout au moins précède les lésions vasculaires.

— L'hypertension est provoquée ou entretenue par la présence dans le sang, de produits jouant le rôle de toxiques, et aggravée par leur rétention.

— Ces produits hypertenseurs devraient être évacués par les urines. Or l'insuffisance de la fonction urinaire est chez les cardio-scléreux un phénomène précoce, aboutissant progressivement à l'imperméabilité ou insuffisance permanente.

— Les divers moyens qui rétablissent la fonction urinaire et amènent ainsi l'évacuation des corps retenus, combattent à la fois l'hypertension et la plupart des autres symptômes, et peuvent arrêter la marche de la maladie.

Cette dernière proposition va faire l'objet du chapitre suivant.

CHAPITRE III

LE TRAITEMENT RÉNAL
DES CARDIOPATHIES ARTÉRIELLES

« Tandis que dans les cardiopathies valvulaires le cœur, seul coupable, doit être souvent stimulé par une médication cardiotonique, c'est aux vaisseaux que doit s'adresser le traitement des cardiopathies artérielles... Il s'agit en général d'abaisser la tension artérielle, de diminuer la vaso-constriction généralisée, pour soulager le cœur presque toujours altéré, moitié moins valide et condamné pourtant à un double travail. L'intoxication constante de l'organisme est la cause principale de l'hypertension et de la sclérose artérielles. La thérapeutique pathogénique devra donc s'attacher à combattre cette intoxication ; elle s'adressera aux divers émonctoires et surtout au rein dont elle ménagera les forces en réduisant de son mieux l'apport des poisons, et dont elle excitera la fonction grâce à certains agents diurétiques. Le rein des cardio-artériels devra être « entouré d'un soin pieux » car son insuffisance fonctionnelle aggrave le danger d'intoxication, et son intégrité anatomique gouverne le pronostic. »

C'est en ces termes qu'il y a trois ans j'exposais les grandes lignes du traitement rénal et résumais les conclusions auxquelles était arrivé M. Huchard après vingt années d'expériences cliniques. Mon travail s'appuyait sur l'étude de près de 1200 observations thérapeutiques, toutes concluantes.

Depuis lors, les nombreux travaux récents, résumés au précédent chapitre, ont jeté une vive lumière sur les intoxications organiques et les rétentions, inconnues ou mal connues il y a trois ans. Je n'ai pourtant rien à changer à la définition du traitement rénal, dont les principes demeurent toujours les mêmes.

A l'heure actuelle, on s'accorde pour reconnaître que l'hypertension et la sclérose artérielles sont liées à la présence ou à la rétention dans l'organisme de substances nocives, circonstance aggravée par une élimination urinaire d'abord fonctionnellement, puis organiquement et pour toujours insuffisante.

Le traitement rénal combattra cet état de choses, si par rénal on veut bien entendre tout ce qui a trait à l'amélioration de l'élimination urinaire et à la préservation de son organe, le rein.

1° Principes du traitement rénal.

Les principes du traitement rénal sont les suivants:

1° *Diminuer ou écarter l'introduction* dans l'organisme *de toutes les substances* réputées ou reconnues *nuisibles*. On préserve ainsi le système artériel et l'on améliore en même temps indirectement l'élimination urinaire (action diurétique de la réduction des chlorures alimentaires, du régime végétarien);

2° *Restreindre* autant que possible *la formation dans l'organisme de substances nuisibles* (fermentations gastro-intestinales, troubles de la nutrition amenant la formation d'albuminoïdes mal élaborés). L'amélioration des combustions organiques semble préserver l'intégrité rénale. On connaît en effet l'action nocive que les molécules azotées mal élaborées exercent sur le rein. On sait que ces molécules ont un volume infiniment plus considérable que celui des molécules bien élaborées (urée). Enfin le rôle nuisible des urates et de l'acide urique (rein goutteux), n'est plus à démontrer. D'autre part, il est fort probable, sinon prouvé, que l'apport trop abondant de produits toxiques d'origine exogène à éliminer, doit à la longue altérer les vaisseaux et l'épithélium du rein ;

3° *Faire appel à la médication diurétique*, à tous les agents médicamenteux ou autres que l'expérience a reconnus capables d'améliorer l'élimination urinaire, quel que soit leur mode d'action, encore si incertain. Les bienfaits de la médication dépurative ou éliminatrice sont connus de toute antiquité. Les anciens avaient remarqué qu'un grand nombre de maladies se

jugent par l'apparition d'un flux d'urine abondant ;
aussi cherchaient-ils à reproduire ces phénomènes critiques dans le but d'aider la nature à évacuer les
humeurs peccantes. On sait que cette doctrine est
moins démodée aujourd'hui que jamais, et que dans
la plupart des maladies, l'apparition d'une forte diurèse est toujours considérée avec raison, comme un
symptôme favorable.

Mais l'augmentation thérapeutique du volume des
urines ne peut-elle tenir uniquement à l'augmentation
de l'eau urinaire, et par conséquent n'avoir aucune
signification quant à l'excrétion des différentes substances nocives? Étant donné que l'on ignore la nature
des substances les plus nocives, ou du moins qu'on n'a
pu jusqu'ici les déceler dans l'urine, la réponse à semblable question est difficile, mais la question elle-même
perd de sa valeur. Il est pourtant un fait bien acquis
aujourd'hui, dans cet ordre d'idées : c'est que les
décharges urinaires qui marquent la fin des infections
aiguës, sont en même temps des décharges chlorurées
parfois considérables, et aussi que les urines abondantes émises sous l'influence de la digitale et de la
théobromine sont très riches en chlorures.

Dans la plupart des cas, décharge urinaire signifie
donc décharge chlorurée et souvent aussi décharge
uréique et urique. Or si l'on admet que la rétention des
chlorures dans l'organisme puisse être due à l'action

d'albuminoïdes toxiques, que cette rétention soit ou non une réaction de défense, on peut supposer que les albuminoïdes toxiques sont expulsés en même temps que les chlorures ; ou bien encore la décharge chlorurée indiquerait la cessation de l'action des toxines, cessation spontanée dans les infections ; et peut-être due, après l'emploi de la digitale ou de la théobromine, à un pouvoir antitoxique de ces médicaments (Ambard).

De toute façon, décharge urinaire paraît signifier désintoxication, et la clinique donne raison à cette interprétation, car le malade va mieux dès qu'il urine.

Il est un autre point important à considérer. Chez les artério-scléreux la polyurie paraît être une réaction de défense destinée à compenser l'insuffisance rénale (Merklen). Il ne s'agit pas ici bien entendu de la polyurie lactée, mais de celle qui apparaît spontanément et que le malade accuse quand il vient consulter pour la première fois. Il semble que pour éliminer la quantité indispensable de principes excrémentitiels ou toxiques l'artério-scléreux doive rendre plus d'eau que l'homme sain. De fait, dans beaucoup de cas, la tension artérielle et la dyspnée augmentent quand le taux des urines tombe seulement entre 1000 et 1500 grammes, quantité qui correspond tout au moins à de l'oligurie et à une faible élimination des chlorures. Chez ces malades, et c'est là un fait d'expérience constant, on a tout avantage à obtenir la polyurie.

Cependant, aux premières phases de la maladie, quand tout est encore fonctionnel, l'insuffisance urinaire peut être réduite pour longtemps par la thérapeutique. Il semble qu'en désintoxiquant le malade, ont ait brisé un cercle vicieux formé par l'intoxication, le spasme artériel et l'insuffisance rénale exagérant à son tour l'intoxication, etc. Quand la thérapeutique a obtenu la décharge des produits retenus, le spasme, l'insuffisance rénale cessent : il n'est plus besoin désormais et parfois pour longtemps de provoquer la polyurie. Avec une quantité normale d'urines, le malade accomplit suffisamment sa fonction urinaire. Le médecin n'a plus qu'à surveiller les entrées, les fonctions de nutrition, et à prévenir une nouvelle accumulation de substances nocives.

2° ÉLÉMENTS DU TRAITEMENT RÉNAL.

J'insisterai peu sur ce sujet que j'ai étudié complètement ailleurs. Je rappellerai seulement les grandes lignes du traitement rénal et je signalerai en passant les quelques additions que l'acquisition des nouvelles notions pathogéniques a pu y apporter. Je désire consacrer toute la seconde partie de mon travail à l'étude d'un des éléments du traitement rénal : la cure hydrominérale d'Evian.

Pour plus de clarté, j'adopte les divisions du paragraphe précédent exposant les principes du traitement.

1° Restreindre l'apport de substances nuisibles. — Supprimer les intoxications exogènes (alcool, tabac, plomb, etc.)

Surveiller l'alimentation.

Ce dernier point est capital. « Le régime alimentaire répète M. Huchard, est la base du traitement.» On peut à la rigueur tout négliger sauf cela.

Un simple changement de régime produit, du jour au lendemain, des améliorations considérables. Un exemple entre mille : un aortique très dyspnéique, traité en vain depuis longtemps par la digitale, a pu gravir presque sans dyspnée plusieurs étages le lendemain du jour où il s'est soumis au régime lacto-végétarien.

Le régime lacté absolu est le remède héroïque dans les cas graves. Aidé ou non des diurétiques, il amène une polyurie accentuée avec décharge chlorurée, il fait cesser la dyspnée et diminue l'hypertension. Le mode d'action du lait est encore très discuté. Le lait serait l'aliment le moins toxique, — celui qui déterminerait le moins de fermentations, — il serait diurétique par la lactose qu'il contient, — il serait simplement un aliment hypochloruré, et agirait comme tel. Toutes ces explications ont leur valeur ; on peut parfaitement les adopter toutes à la fois ou même en supposer d'autres. Seul le résultat thérapeutique reste hors de discussion.

En dehors des cas graves ou des aggravations temporaires, le régime des cardio-artériels doit répondre aux règles suivantes :

Suppression absolue de tous les aliments capables de donner lieu à des intoxications alimentaires (viande faisandée, gibier, charcuterie, conserves, poissons de mer, crustacés, coquillages, champignons, fromages faits). Cette prohibition concerne tous les aliments dits « de haut goût ».

Diminuer l'alimentation animale : un peu de viande bien fraîche et bien cuite à un seul repas.

Insister sur les végétaux, les farineux, les œufs et les laitages.

La très importante question du sel pourra être comprise de la façon suivante :

Écarter tous les aliments salés par eux-mêmes (salaisons, certaines conserves).

Saler soi-même ses aliments avec le contenu d'un paquet de chlorure de sodium à utiliser en vingt-quatre heures et dont le poids sera déterminé par le médecin d'après l'élimination chlorurée du malade.

Rappelons que 2 à 3 grammes de sel total par jour suffisent aux besoins de l'organisme.

Enfin il pourra être utile de réduire pour un temps la quantité des aliments solides et liquides. Dans certains cas on n'obtiendra la fonte des œdèmes et la décharge chlorurée libératrice qu'en prescrivant pour deux ou trois jours un 1/2 litre ou 1 litre de lait et

1 litre ou un 1/2 litre d'eau soit en tout 1 litre 1/2 d'aliments et de boissons. Un cardio-artériel au repos est suffisamment nourri avec 1.500 grammes de lait, 50 grammes de farine de gruau, 100 grammes de sucre et trois œufs par jour. (Huchard et Fiessinger).

Pratiquement, le régime lacto-végétarien hypochloruré répond à la plupart des indications.

2° Restreindre la formation dans l'économie de substances nuisibles. — Il convient d'abord d'assurer l'*asepsie intestinale*. On y arrive jusqu'à un certain point avec le lait et avec les amylacés qui favorisent la fermentation lactique dans l'intestin. L'emploi du képhyr et du lait caillé (Metchnikoff) semble agir dans le même sens.

Il faudra éviter soigneusement la constipation (massage abdominal, laxatifs légers) ; on aura recours de temps en temps à un léger purgatif salin.

En second lieu on utilisera, pour améliorer les *fonctions de nutrition*, tous les moyens aptes à activer les combustions ralenties, l'oxydation des albuminoïdes et à débarrasser les tissus des déchets qui les encombrent :

Le massage général et la gymnastique suédoise ;

L'hydrothérapie tiède ou chaude (bains, douches);

Les cures hydro-minérales sédatives et agissant à la fois sur le métabolisme cellulaire et sur l'élimination urinaire.

3° **Activer l'élimination urinaire.** — Nous savons qu'un *régime* approprié peut à lui seul augmenter la sécrétion urinaire. C'est le cas du régime hypochloruré, mais c'est surtout le propre du régime lacté. Le lait est diurétique, et il corrige les diurèses insuffisantes, ceci est un fait universellement reconnu.

La question des *boissons* est également importante. Il peut être dangereux de chercher à augmenter le volume des urines par l'augmentation des liquides absorbés. On obtient souvent le résultat contraire : les urines diminuent à mesure que la quantité des boissons est accrue ; il se produit une pléthore vasculaire ou plutôt viscérale qui va à l'encontre du but proposé. Dans ce cas la réduction des boissons agit comme diurétique (Œrtel). On doit s'arrêter au taux de liquide dont l'équivalent est intégralement rendu dans les vingt-quatre heures.

Enfin la *médication diurétique* offre des ressources précieuses que l'on doit utiliser, et qui permettent parfois de réussir là où le régime même déchloruré avait échoué.

Que faut-il attendre d'un agent diurétique ? Il faut que son emploi soit suivi d'une augmentation marquée des urines. Si le malade était en état de rétention aqueuse, le volume des urines doit, pour un temps, dépasser de beaucoup le volume des boissons. S'il n'y a pas de rétention, le volume des urines des vingt-quatre heures doit être au moins égal à celui des boissons : celles-ci viennent réparer exactement la déshydratation du sang produite momentanément par l'action du diurétique.

Les moyens diurétiques à employer sont des agents médicamenteux, des agents physiques et certaines cures hydro-minérales.

Les médicaments diurétiques sont en nombre considérable. Quelques-uns d'entre eux seulement sont des agents actifs et sûrs, mais jusqu'à présent on ignore tout de leur mode d'action. On a classé ces médicaments en diurétiques mécaniques que l'on suppose agir en augmentant la vitesse ou la tension du sang, et en diurétiques épithéliaux qui auraient une action directe sur l'épithélium rénal (Manquat). Les récents travaux sur la circulation des liquides dans l'organisme et sur les rétentions ont apporté tant de notions nouvelles qu'il paraît téméraire aujourd'hui de proposer une classification quelconque. Par exemple s'il est de plus en plus établi que « la digitale est diurétique parce qu'elle résout les épanchements » (Huchard), il devient très difficile de dire comment et pourquoi elle les résout. On ignore également plus que jamais le véritable mode d'action de la théobromine.

D'après M. Huchard, l'usage de la digitale dans les cardiopathies artérielles doit être limité à quelques cas bien déterminés : crises tenaces d'asystolie aiguë, —

crises de tachycardie paroxystique avec imminence de dilatation cardiaque, — enfin, au cours de la troisième période, quand la tension baisse et que l'artériel est devenu un cardiaque ordinaire. Contre l'arythmie de la cardio-sclérose ce médicament est inutile et dangereux.

La théobromine paraît sans action directe sur le cœur et sur la tension. C'est un merveilleux médicament, très sûr, très actif et inoffensif, même employé d'une façon continue.

La caféine et la scille peuvent rendre des services, mais la première a une action irritante sur le système nerveux, la seconde sur le tube digestif.

La lactose est peu active ; mais sans inconvénients.

Tous les autres médicaments diurétiques n'ont qu'une efficacité incertaine ou au moins irrégulière.

Les *moyens physiques* à employer sont l'hydrothérapie tempérée (bains et douches) suivie en général d'une augmentation de la diurèse, et le massage.

Le massage, abdominal et général, a un effet diurétique certain. Il peut agir là où digitale et théobromine ont échoué. Son mode d'action paraît plus facile à comprendre que celui des médicaments. D'après les expériences très intéressantes de Bum, le massage introduirait dans la circulation des déchets toxiques ou autres substances arrêtés jusque-là dans les muscles ou les plexus veineux de l'abdomen. Ces substances seraient mises en liberté dans le sang, qui se débarrasserait

d'elles aussitôt au moyen de l'émonctoire rénal ; phénomène analogue, on le voit, à celui qui se produit au
moment où cessent les diverses rétentions.

En dernier lieu viennent les *cures hydro-minérales
diurétiques* dont l'emploi dans les cardiopathies artérielles fera l'objet du prochain chapitre.

Je n'insisterai pas davantage sur l'exposé du traitement rénal. On en trouvera tous les détails et toutes
les indications dans les nombreux travaux de M. Huchard
et dans le travail que j'ai consacré à ce sujet.

Dès l'application de ce traitement le soulagement est
presque toujours immédiat : les symptômes les plus
menaçants rétrocèdent. L'effet consécutif est encore
plus intéressant. Le traitement rénal, pas plus que les
autres, ne peut guérir une sclérose constituée. Au moins
amène-t-il des guérisons symptomatiques, qui souvent
conduisent le malade jusqu'au terme normal de son
existence, et ont ainsi la valeur de guérisons anatomiques.

Mais appliqué dès le début, quand l'affection n'est
encore que fonctionnelle, le traitement rénal est cura-
teur, ou si l'on préfère préventif, car il peut empêcher
ou retarder indéfiniment l'apparition des lésions anatomiques.

DEUXIÈME PARTIE

La Cure d'Évian
dans les Cardiopathies artérielles

Certaines cures hydro-minérales figurent, nous l'avons vu, parmi les moyens thérapeutiques propres à combattre l'insuffisance urinaire des cardio-artériels. La cure d'Évian est de ce nombre. Appelé à la diriger depuis trois années chez un nombre relativement élevé de cardio-artériels, je crois pouvoir dès à présent indiquer les effets que j'ai constatés. C'est là une tâche difficile : difficile d'abord comme l'est tout travail de thérapeutique hydro-minérale, difficile ensuite à cause de la complexité pathogénique et pathologique du groupe morbide en cause.

Avant d'aborder le fond de mon sujet, c'est-à-dire l'étude de la cure d'Évian, j'ai cru devoir exposer comment, avec M. Huchard et ses élèves, je comprends les cardiopathies artérielles.

Il m'aurait été, autrement, impossible d'exposer clairement les résultats de la cure dans cette affection.

Un premier paragraphe sera consacré à l'historique de cette indication nouvelle de la cure d'Evian. J'étudierai ensuite l'eau d'Évian, son administration et son action physiologique, et enfin son application au traitement des cardiopathies artérielles.

CHAPITRE PREMIER

HISTORIQUE DE L'INDICATION

Depuis plus d'un siècle que la thérapeutique utilise
l'eau d'Évian, on connaît son action essentiellement
diurétique. La cure fut employée tout d'abord avec
succès dans la gravelle, les coliques néphrétiques, puis
aussi dans les maladies des voies urinaires, la goutte,
la lithiase biliaire et les dyspepsies atoniques. Il y a
une quinzaine d'années, les recherches de Bordet et
de Chaïs montrèrent son action sur les phénomènes
de nutrition viciée.

Donc, dès cette époque, la cure d'Évian pouvait déjà
être considérée comme utile pour augmenter les diurèses insuffisantes et pour combattre les troubles
nutritifs qui amènent l'encombrement de l'organisme
par les produits mal élaborés des combustions azotées.

Déjà les résultats obtenus dans les états pathologiques à caractère toxique étaient si frappants que l'on
avait pu appliquer à la cure d'Évian l'épithète de « les-
sive intérieure » et dire qu'elle agit surtout « par ce
qu'elle emporte ».

Toute l'action de la cure pouvait en effet être jugée d'après les modifications de l'excrétion urinaire, augmentée, chargée de déchets mal élaborés (acide urique, urates, etc.) ou de déchets bien élaborés, mais ramenés au taux et aux rapports normaux.

En 1893, dans la deuxième édition de son *Traité des maladies du cœur et des vaisseaux*, M. Huchard écrivait :« Les eaux d'Évian me paraissent indiquées chez tous les artério-scléreux, et je sais, par expérience, qu'elles sont capables de produire de bons effets, en raison de la rapidité de leur absorption et de leur élimination. Comme les eaux diurétiques, elles obéissent à la principale indication de combattre l'imperméabilité rénale, phénomène précoce et constant de l'artériosclérose. »

Jusque-là les indications des eaux minérales dans les maladies du cœur étaient restées très confuses. On avait tout d'abord considéré pendant longtemps les cardiopathies comme une contre-indication formelle de tout traitement hydro-minéral. Puis on avait pris la contre-partie de cette opinion et, surtout en Allemagne, vanté outre mesure ce mode de traitement, en publiant des observations de guérisons au moins inexactes. Une pareille incertitude se comprend, car, au point de vue clinique, les maladies du cœur formaient encore un groupe confus. En montrant la différence capitale qui sépare les cardiopathies en deux classes : cardiopathies

valvulaires avec tendance à l'hypotension et cardiopathies artérielles caractérisées par l'hypertension,
M. Huchard créa deux groupes d'indications thérapeutiques très différentes. C'est lui aussi qui a nettement
établi quelles cures thermales conviennent à chacune
des deux classes de cardiopathies.

En 1894 il précisait ainsi les indications thermales
des cardiopathies artérielles. « Si la maladie est au
cœur et la lésion dans tout le système circulatoire, il
ne faut pas oublier que le danger est au rein ; par conséquent tout ce qui aura pour but de favoriser et d'augmenter la diurèse (cures hydro-minérales d'Évian,
de Martigny, Vittel, Contrexéville, etc.) devra être
employé de bonne heure. »

Depuis, M. Huchard a repris bien des fois cette
intéressante question. Sous son inspiration, Piatot
écrivit en 1898 un remarquable travail sur le *Traitement des maladies du cœur par l'hygiène et les agents
physiques*, travail où l'auteur donnait le premier exposé
complet de l'application des cures thermales aux cardiopathies.

Je cite encore entre autres travaux un article du
Journal des Praticiens (8 juillet 1899) dans lequel
M. Huchard, étudiant le traitement des maladies du
cœur aux eaux minérales, indique ce que l'on doit
attendre de cette thérapeutique : non pas des guérisons
anatomiques, mais de longues guérisons fonctionnelles,

qui deviennent des guérisons réelles lorsque la maladie
n'en est encore qu'à la phase fonctionnelle, sans
lésions constituées (cardiopathies artérielles). Les principales conditions que doit remplir une station pour
cardiaques sont les suivantes : Eaux faiblement minéralisées et diurétiques, altitude modérée (pas plus de
500 mètres), climat tempéré, sol perméable, éléments
de la médication adjuvante (hydrothérapie, massage),
vie calme, tranquille, repos. La France possède à ce
point de vue des richesses incomparables.

En 1901, dans une conférence faite à Évian, à la fin
du voyage médical aux eaux minérales du Dauphiné et
de la Savoie, M. Huchard montrait les indications de
la cure d'Évian dans les cardiopathies artérielles. « A
la première période, Evian est efficace en tant que
médication diurétique, anti-uricémique et surtout vaso-
dilatatrice. » A la seconde période, elle combat surtout
l'insuffisance urinaire. L'année suivante, dans la pré-
face de ma thèse, il recommandait spécialement les
eaux diurétiques d'Évian dans le traitement des cardiopathies artérielles ; les eaux chaudes faiblement chlorurées de Bourbon-Lancy convenant spécialement aux
cardiopathies valvulaires d'origine rhumatismale.

Tout à fait au début, « lorsque la maladie est seulement caractérisée par un état d'hypertension vasculaire et de vaso-constriction, et par un peu d'excitation
cardiaque », les préscléreux auront avantage à suivre

aussi la cure de Bourbon-Lancy dont la balnéation chaude et sédative fait tomber le spasme artériel.« Ces malades, dit M. Huchard, se trouveront bien d'une cure associée, externe et de boisson ; Évian complète très heureusement dans ces cas le traitement de Bourbon-Lancy. Mais dès que cette période de début est passée, que l'aorte est un peu dilatée, quand la tachycardie ou la tachyarythmie apparaissent, quand on perçoit un bruit de galop, même en l'absence d'albuminurie, le traitement rénal seul convient. » Pour Piatot l'apparition de l'insuffisance urinaire chez un pré-scléreux contre-indique Bourbon-Lancy et indique la cure d'Évian.

En 1892 Chiaïs avait signalé l'amélioration que la cure d'Évian apporte dans les troubles nutritifs et les perversions du type urinaire chez les artério-scléreux.

Taberlet observa chez ces malades, aussitôt la diurèse rétablie par la cure, la sédation de l'hypertension artérielle et la disparition des œdèmes.

Bordet a remarqué également chez les cardio-scléreux l'augmentation de l'urée, la disparition de la dyspnée et des œdèmes, la diminution de l'albumine, et ceci, même aux phases les plus avancées de la maladie.

En 1900, Chiaïs montrait que la cure d'Évian accélère et régularise l'élimination des chlorures dans les affections où l'excrétion chlorurée est diminuée. Le même auteur, dans un récent travail (1903) signalait chez les artério-scléreux soumis à la cure : l'augmentation des urines, de l'urée, des chlorures, la diminution de la tension artérielle et de la dyspnée d'effort.

Depuis 1902, j'ai traité à Évian une majorité de cardio-artériels (60 0/0 de mes malades). J'ai pu constater ainsi maintes fois la disparition des troubles fonctionnels, et surtout la persistance de ce résultat pendant de longs mois ou plus longtemps encore après la cure. L'exposé des faits que j'ai observés fera plus loin l'objet du chapitre principal de ce travail.

CHAPITRE

LA CURE D'ÉVIAN

La cure d'Évian est une cure interne ou de boisson. Comme toutes les cures similaires, elle consiste dans l'administration de doses d'eau minérale, dont le volume et le nombre varient avec les cas. L'administration doit être répétée tous les jours dans certaines conditions physiologiques (jeûne matinal) pendant quelques semaines.

Chez l'homme sain, la cure détermine des phénomènes physiologiques que l'on retrouve exagérés ou modifiés chez le malade. Chez ce dernier on peut être amené à observer une période plus ou moins longue d'adaptation à la cure, — une période dans laquelle l'action thérapeutique atteint son plein effet, enfin après la cure une période d'une durée indéterminée pendant laquelle le gain thérapeutique de la cure persiste et parfois se précise ou s'accentue.

L'emploi de l'eau en boisson est nécessaire et suffisant dans toutes les affections justiciables d'Evian.

C'est l'action de la cure interne appliquée au traitement des cardiopathies artérielles, que je veux étudier exclusivement ici. Du reste, dans un bon nombre de cas, les cardio-artériels ne doivent être soumis qu'à la cure interne.

Existe-t-il donc une cure externe d'eau d'Évian ? Assurément non, et jusqu'ici du moins on ne connaît pas de maladies où l'on ait quelque bénéfice particulier à retirer de l'usage externe *exclusif* de l'eau d'Évian.

Ce point, d'ailleurs, n'a pas, que je sache, été encore étudié.

Il existe toutefois à Évian un établissement hydro-thérapique parfait, pourvu de tous les appareils modernes à l'aide desquels l'action thérapeutique externe de l'eau en général peut être utilisée et scientifiquement appliquée dans ses modalités les plus diverses. Chez les cardio-artériels j'ai assez souvent recours à l'effet sédatif, hypotenseur et diurétique du bain tiède et, à la période de présclérose surtout, je prescris avec fruit la douche sous-marine ou la douche tempérée légèrement alternante à jet très brisé, moyens dont l'action vaso-dilatatrice et hypotensive est certaine. Suivant les cas d'ailleurs, il m'arrive de recourir momentanément à telle ou telle application externe de l'eau.

Je n'insisterai pas davantage sur ces adjuvances thérapeutiques qui n'ont aucun rapport direct avec la vraie cure, la cure de boisson, médication originale et bien spécialisée.

Je passe de même sur les avantages qu'offre aux cardio-artériels le séjour dans un climat égal et tempéré, à une altitude modérée (400 m. en moyenne). Je rappelle cependant une condition particulièrement favorable à ces malades. Beaucoup d'entre eux qui ne supportent ni la promenade à pied, ni même la voiture, trouvent une précieuse ressource dans le voisinage immédiat du grand lac Léman, sur lequel des steamers les portent sans fatigue au milieu d'un air exceptionnellement pur, le long des rivages d'un pays magnifique.

1° L'EAU D'ÉVIAN.

La cure d'Évian, je le répète, consiste donc, avant tout, dans l'usage interne de l'eau minérale.

Evian possède plusieurs sources dont la composition chimique presque identique plaide en faveur de leur commune origine. La première source découverte fut la source Cachat qui depuis lors, a été pour ainsi dire la seule utilisée médicalement. A l'heure actuelle, toutes les cures sont faites avec l'eau Cachat. Les principaux ouvrages médicaux publiés sur Évian n'ont trait qu'à l'usage de cette source. Tout ce qui va suivre

6

aura donc trait exclusivement aux propriétés de l'eau Cachat.

Propriétés physiques. — L'eau d'Évian est claire, limpide, et d'une couleur bleue assez accentuée quand on en considère un certain volume, dans une baignoire par exemple. La température est de 12 degrés centigrades. Le débit de la source Cachat est de 596 litres à la minute. En toute saison la température et le débit sont invariables et la limpidité de l'eau reste inaltérable.

Les analyses bactériologiques ont toujours donné des résultats négatifs.

L'eau est inodore, sans goût spécial, mais d'une très agréable fraîcheur ; fortement aérée, elle tapisse les parois du verre de petites bulles fines composées d'oxygène, d'azote et d'acide carbonique mêlés ou en suspension.

Le poids spécifique est de 1.008.

Constitution chimique. — Les eaux d'Évian ont été analysées à plusieurs reprises. Je reproduis ici simplement, pour des raisons sur lesquelles je vais revenir plus loin, une seule analyse, énoncée en corps simples, acides et bases. C'est l'analyse faite par J. Brun de Genève en 1869, sur l'eau de la source Cachat.

SUBSTANCES DOSÉES PAR LITRE D'EAU

Résidu à 110 degrés centigrades : grammes. . 0,3030

a). — *Gaz.*

	centim. cubes.	grammes
Gaz azote, en volume.. : 16,05, en poids . . .		0,0201
Gaz oxygène, en volume : 5,5, en poids . . .		0,00788

b). — *Acides.*

Acide carbonique total.	0,2901
Acide sulfurique	0,0054
Acide azotique	0,0038
Acide phosphorique.	0,0003
Chlore	0,0063

c). — *Bases.*

Potasse	0,00201
Soude	0,0066
Ammoniaque	0,0001
Magnésie	0,03595
Chaux	0,11007
Alumine.	0,002
Protoxyde de fer.	0,00127
Manganèse, strontiane, matières bitumineuses .	traces
Glairine.	0,0146
Silice.	0,01002
Total des éléments . . .	**0,51083**

Le groupement théorique de ces éléments donnerait notamment :

	gr.
Bicarbonate de chaux	0,2822
Bicarbonate de magnésie	0,1244
Bicarbonate de soude	0,0089

Ce qui permettrait de classer l'eau Cachat parmi les eaux bicarbonatées calciques et magnésiennes.

Une telle classification n'a d'ailleurs aucune importance ni même aucune utilité. Elle ne signifie rien car la reconstitution en sels des composants simples d'une eau minérale, seuls éléments que décèle l'analyse, est purement arbitraire (Treadwell). C'est pourquoi je me suis abstenu de reproduire des analyses plus récentes (Willm, 1890) où les éléments de l'eau Cachat sont énoncés en sels.

Il y a plus de quarante ans que l'idée de dissociation, c'est-à-dire de l'existence d'acides libres et de bases libres dans les solutions salines, a commencé à être appliquée aux eaux minérales, grâce aux recherches de Berthelot et de Béchamp en France, de Carl von Than en Autriche.

En 1890, Carl von Than affirmait que la traduction de l'analyse chimique d'une eau minérale en éléments isolés, acides ou basiques, est vraie, non seulement au point de vue théorique de la constitution des eaux, mais qu'elle représente leur constitution réelle. Les sels dissous sont en réalité dissociés en *ions* (éléments électropositifs et électronégatifs) dans la plupart des eaux minérales. L'eau en masse a une action décomposante sur les sels dont elle dissocie la base d'avec l'acide (Berthelot).

La question de l'ionisation des eaux minérales, bien connue aujourd'hui, a été soutenue depuis longtemps par le professeur Garrigou pour qui « les eaux minérales ne sont autre chose que des solutions animées, c'est-à-dire très actives, de métaux divers. »

On sait, grâce aux recherches de Kolrauch et d'Ostwald, que les sels à l'état solide conduisent le courant électrique aussi peu que l'eau distillée, mais qu'une solution de sel dans l'eau distillée conduit très bien l'électricité. Cela tient à la dissociation ou ionisation du sel, ionisation qui devient parfaite au moment où le poids moléculaire du sel est dissous dans un mètre cube d'eau. A ce moment la pression osmotique de la solution est considérablement accrue, en raison directe du nombre des molécules de corps simples que la dissociation de la molécule de sel vient de mettre en liberté.

« Dans l'eau minérale d'Évian, la dissociation des sels est complète, à l'exception du carbonate de calcium. » (Chiaïs).

L'ionisation, la conductibilité électrique, les autres propriétés physiques déjà découvertes ou à découvrir (par exemple, la présence de métaux à l'état de traces infinitésimales, agissant comme ferments métalliques (Albert Robin), expliquent-elles mieux que la connaissance de la constitution chimique, pourquoi telle eau minérale produit tel ou tel effet? Non certes, mais savons-nous *pourquoi* agissent les meilleurs et les plus connus des médicaments? Quand nous connaissons leur élément actif et avons cru pénétrer leurs effets physiologiques, connaissons-nous mieux pour cela les liens mystérieux qui unissent l'introduction de tel alcaloïde, par exemple, avec telle réaction vitale, toujours constatée aussitôt après?

En thérapeutique hydro-minérale, plus que partout ailleurs, l'observation seule est fructueuse. Il faut, pour l'instant, se contenter de la pousser aussi loin que possible et d'en tirer toutes les déductions qu'elle comporte, chercher à bien connaître le « comment » de l'action thérapeutique afin de pouvoir faire rendre à celle-ci son effet maximum.

2° ACTION PHYSIOLOGIQUE DE L'EAU D'ÉVIAN.

Étudier l'action physiologique d'une eau minérale est chose autrement compliquée que d'étudier l'action d'un médicament. L'administration de l'eau se fait en effet d'une façon toute spéciale, dans certaines conditions, déterminées peu à peu par l'empirisme, puis par l'observation. Pour être efficace cette administration doit être répétée pendant un certain nombre de jours, graduée et modifiée très diversement parfois. Enfin, comme certains médicaments (la digitale par exemple), les eaux sont souvent sans effet spécial chez les individus sains et n'ont une action constatable que chez les malades : il ne s'agit plus alors d'action physiologique, mais d'action thérapeutique.

Il est possible cependant de se faire une idée, par l'expérience chez l'homme sain, de l'action physiologique de la cure d'Évian. La chose a été tentée plusieurs fois. Je l'ai tentée moi-même. La plus grande difficulté est de savoir quel mode de cure adopter, ces modes étant assez différents suivant les cas.

Posologie de l'eau d'Évian. — La cure doit être faite le matin, à jeun, dix à douze heures après la fin du dernier repas.

L'eau doit être prise à intervalles réguliers, par doses fractionnées. Les intervalles varient de dix minutes à une demi-heure et plus.

Le volume des doses a été, à Évian comme un peu partout, l'objet de nombreuses discussions.

Il y a une trentaine d'années, on employait dans beaucoup de stations les plus fortes doses possible : on tâchait d'atteindre les limites de la tolérance. L'opinion régnante était celle que partagent encore trop de malades : la cure serait d'autant plus efficace qu'un plus grand volume d'eau serait absorbé.

Je n'insiste pas sur les dangers d'une pareille conception thérapeutique. Même appliquée aux eaux les plus anodines en apparence, elle a causé de fréquents accidents.

On prescrivit alors des doses moyennes, puis des doses extrêmement petites et peu nombreuses. Quel parti choisir ? Pour M. Bouloumié on doit, en tenant compte de toutes les susceptibilités du malade, l'amener à prendre des doses assez fortes, l'effet consécutif de la cure ne s'obtenant qu'à ce prix.

A Évian, on a employé jadis systématiquement des doses considérables (3000 à 4000 cc. au total) : on les prescrit encore dans certains cas. Mais le Dr Chiaïs, s'appuyant sur des observations nombreuses, a montré que l'on obtient avec de très faibles doses (300 à 500 cc.) tous les effets immédiats et consécutifs de la cure.

Tout doit varier nécessairement avec la maladie et encore plus avec le malade.

Je prescris toujours au début de faibles doses (3 à 4 doses de 100 gr. à une 1/2 heure d'intervalle). L'observation consécutive du malade, son adaptation à la cure, l'obtention du maximum d'effet physiologique m'indiquent si je dois augmenter et quand je dois arrêter l'augmentation. Il est rare que j'aie à dépasser ou même à atteindre 1000 grammes de liquide. Je reviendrai sur ce point en m'occupant du traitement des cardio-artériels.

Je crois que l'on aurait tort en pareille matière d'établir la posologie de l'eau sur l'idée que l'on se fait de son action intime. Je pense qu'il vaut mieux se contenter d'observer patiemment que dans tel cas et dans telle circonstance tel mode d'administration est celui qui donne les meilleurs effets.

C'est pour cela qu'il est difficile de concevoir comment, sans une direction médicale attentive, une cure peut être efficace ou même simplement inoffensive.

3° ACTION DE LA CURE D'ÉVIAN SUR L'ORGANISME SAIN.

L'expérience a été tentée souvent par des personnes bien portantes, mais surtout par des médecins exerçant à Évian, qui ont publié les résultats de leurs recherches (Bordet, Chiaïs). Je me suis soumis moi-même à cette épreuve et j'indiquerai plus loin les notions que je lui dois.

Chez l'individu sain, la cure d'Évian amène des modifications quantitatives et qualitatives de l'urine.

Modifications quantitatives. — Prenons pour exemple ce qui se passe chez un adulte en bonne santé, qui chaque matin, à jeun, après avoir uriné, prend de 8 heures à 9 heures cinq doses (100 à 200 gr. chacune) d'eau Cachat à un quart d'heure d'intervalle.

Vers 9 heures première émission d'urine très légèrement colorée. Ensuite toutes les quinze ou vingt minutes, nouvelles mictions, jusque vers 10 h. 1/2 ou 11 heures. Ces nouvelles mictions donnent, chacune, de 100 à 200 grammes d'une urine presque entièrement incolore. Toute l'urine rendue de la sorte constitue ce que l'on peut appeler l'*urine de cure*, par opposition avec l'urine ordinaire, normalement colorée, qui recommence à apparaître vers 11 heures.

Chacune des mictions de cure est précédée d'un besoin impérieux, caractéristique.

Le total de l'urine décolorée ou urine de cure est toujours supérieur de 20, de 50 et même de 100 0/0 au total de l'eau absorbée.

Pendant le reste des vingt-quatre heures, les besoins d'uriner, surtout les premiers jours, sont plus fréquents et plus impérieux qu'en temps ordinaire sans pour cela que la quantité totale des urines soit augmentée.

Chez les malades soumis à la cure, et notamment, comme nous le verrons, chez les artério-scléreux, la quantité des urines des vingt-quatre heures peut, au contraire, dépasser de beaucoup le volume des liquides absorbés.

Chez l'homme sain, la modification quantitative urinaire la plus intéressante est celle qui se produit pendant la cure matinale. Elle constitue la preuve de l'action diurétique de l'eau d'Évian.

L'introduction dans la masse sanguine d'un volume donné d'eau d'Évian provoque en très peu de temps l'expulsion par les reins d'un volume d'urine supérieur au volume d'eau absorbé.

La provocation diurétique est rapide. En effet, le premier besoin impérieux apparaît au maximum une heure après l'ingestion de la première dose. Or les liquides séjournent un quart d'heure dans l'estomac (Leven). Donc quarante-cinq minutes au plus après le passage au pylore d'une quantité donnée d'eau Cachat, une quantité au moins équivalente d'urine se trouve excrétée par le rein dans la vessie et prête à être expulsée au dehors.

La brièveté du temps qui sépare l'ingestion de l'eau et le besoin d'uriner a donné à penser que l'urine expulsée était formée de l'eau absorbée, que la cure représentait le passage rapide d'un certain volume d'eau à travers l'organisme, qu'enfin l'eau d'Évian agissait par « sa rapide absorption, sa rapide circulation et sa rapide élimination » (Chiaïs). De ces trois facteurs, le premier seul est certain, car on n'obtient d'effet rapide d'un médicament que si celui-ci est rapidement absorbé.

Rien n'autorise à dire que l'urine des mictions qui suivent l'ingestion de l'eau représente l'eau ingérée. Si l'on admet que l'eau d'Évian agit parce qu'elle est portée dans l'intimité des tissus, il faut admettre aussi qu'elle s'y trouve mêlée, non plus seulement aux 3 ou 4 litres d'eau de la masse sanguine, mais à la masse énorme de l'eau de constitution organique (73 0/0 du poids du corps). Comment affirmer que c'est cette eau d'Évian que l'on retrouve quelques instants après tout entière dans les urines ?

D'ailleurs le volume de l'urine de cure dépasse celui de l'eau ingérée.

Il m'est maintes fois arrivé de constater, à peu de chose près, le fait suivant que j'expose avec intention de façon schématique.

	Eau de cure	Boissons	Total
Liquide absorbé en 24 heures (de 8 h. du matin à 8 h. du matin).	500 cc.	1500 cc.	2000 cc.

	Urine de cure	Urine du reste des 24 h.	Total
Urines émises en 24 heures (de 8 h. du matin à 8 h. du matin).	1000 cc.	1000 cc.	2000 cc.

Même poids du corps au début et à la fin des 24 heures.
Perte de poids à la fin de l'émission de l'urine de cure (11 h. du matin) = 500 grammes.

Donc, l'ingestion de 500 centimètres cubes d'eau d'Évian avait provoqué l'excrétion de 1000 centimètres cubes d'urine et par conséquent, *diminué* au total, de

500 centimètres cubes la masse d'eau de l'organisme, spoliation traduite par une perte de poids d'une livre. Les boissons prises ensuite aux repas venaient combler cette brèche, puisqu'au début et à la fin des vingt-quatre heures le poids était le même et que le volume des urines du reste des vingt-quatre heures était inférieur de 500 centimètres cubes au volume des boissons prises pendant ce temps.

Ainsi l'eau d'Évian me semble répondre absolument à la définition du diurétique idéal, puisqu'elle provoque la *déshydratation de l'organisme*. Chez l'individu sain cette déshydratation est temporaire: nous verrons plus loin que chez certains malades elle persiste et de ce fait devient curative.

Toute l'action diurétique de l'eau d'Évian me paraît tenir dans cette propriété paradoxale en apparence, d'une *eau douée d'un pouvoir déshydratant*.

J'ai entrepris, l'an dernier, une série d'expériences avec M. Corre, le très distingué chimiste d'Évian. Au cours de ces expériences, faites sur nous-mêmes, nous avons constaté que, restant à jeun toute la matinée, sans faire de cure, nous émettions en moyenne de 8 à 11 heures, 130 centimètres cubes d'urine et perdions environ 250 grammes de poids.

Ensuite, nous avons commencé la cure d'eau et pris, de 8 à 9 heures du matin, des quantités variant entre 600 et 1200 centimètres cubes d'eau Cachat. Avec les doses de 600 à 900 centimètres cubes nous avions obtenu à 11 heures une urine de cure dépassant en moyenne de 250 centimètres cubes le volume d'eau absorbé (soit 850 ou 1150 cc. d'urine) et nous avions perdu en moyenne 350 grammes de poids.

M. Corre vient, sur ma demande, de se soumettre exactement à la même série d'expériences, mais en substituant cette fois L'EAU DISTILLÉE à l'eau Cachat. Voici ses très intructives constatations :

Trois heures après le début de l'ingestion d'eau distillée, le volume des urines obtenues était encore inférieur de 260 centimètres cubes en moyenne au volume de l'eau ingérée.

Ces deux volumes ne deviennent égaux que sept à huit heures après l'ingestion de la première dose d'eau.

Avec l'eau distillée, l'apparition de la première miction est tardive (au moins deux heures après la première dose).

L'ingestion d'eau distillée est désagréable et est suivie de maux de tète pendant sept à huit heures.

Je donne plus loin les autres résultats de cette expérience, concernant l'élimination des chlorures.

En résumé, pendant le même temps (3 heures) :

600 centimètres cubes d'*eau Cachat* produisent en moyenne 850 centimètres cubes d'urine de cure.
600 centimètres cubes d'*eau distillée* produisent en moyenne 340 centimètres cubes d'urine de cure.

La contre-épreuve de l'eau distillée me paraît présenter un double intérêt :

1° Elle montre l'action physiologique différente d'une eau naturelle et d'une eau artificielle;

2' Elle réduit à néant l'assertion d'après laquelle l'action diurétique des eaux faiblement minéralisées serait en raison directe de leur minéralisation négative.

Modifications qualitatives. — La cure d'Évian peut modifier profondément le chiffre et les rapports des solides urinaires, mais seulement lorsque ces quantités ne sont pas normales, et surtout quand elles sont au-dessous de la normale. Le Dr Chiaïs qui a parfaitement étudié cette question a montré qu'à l'état normal, la cure d'Évian n'apporte aucune modification dans la composition totale de l'urine. J'ai pu constater l'exactitude de ce fait.

Toutefois, frappé des différences de composition que présentent entre elles l'urine des vingt-quatre heures et l'urine de cure, j'ai entrepris avec M. Corre quelques recherches sur la composition de l'urine de cure d'un sujet normal. Les résultats obtenus m'ont paru assez intéressants pour être reproduits ici. Ils mettent au moins en lumière l'action immédiate de l'eau d'Évian sur les éliminations des solides urinaires.

En 1900, dans un travail sur l'auto-intoxication par les chlorures et son traitement par la cure d'Évian, le

Dr Chiaïs avait montré que malgré sa faible densité (1003 à 1006) l'urine de cure peut contenir proportionnellement plus de chlorures que l'urine du reste des vingt-quatre heures. Pendant les quatre heures consacrées à la cure, l'élimination horaire moyenne des chlorures était de 1 gr. 40 ; elle était seulement de 0,50 pendant le reste des vingt-quatre heures.

J'ai à mon tour recherché et observé le même fait, mais je l'ai également constaté pour l'urée et l'acide urique. L'élimination de ces trois solides urinaires (chlorures, urée, acide urique) devient immédiatement plus considérable pendant les trois heures consacrées à la cure d'eau (boisson et émission de l'urine de cure) que pendant un même laps de temps, dans le même état de jeûne, mais sans cure d'eau.

Dans mon expérience, je désirais d'abord étudier l'élimination des chlorures, mais aussi faire une épreuve comparative, et chercher en premier lieu quelle sorte d'urine on émet (quantité et qualité), de 8 heures à 11 heures du matin, en étant à jeun depuis la veille, c'est-à-dire en se mettant exactement dans les conditions de la cure, la cure exceptée. J'étudiais ainsi la part qui revient à l'élimination spontanée des urines pendant trois heures de la matinée, le sujet étant à jeun. Les différences entre cette urine spontanée et l'urine de cure devaient être attribuables uniquement à l'action de l'eau.

M. Corre et moi nous sommes soumis chaque jour exactement aux mêmes épreuves pendant toute la durée de l'expérience. Comme on le verra, les résultats obtenus par chacun de nous concordent absolument.

Pendant quelques jours, nous avons cherché à évaluer quelle était, dans notre alimentation habituelle, la quantité de sel surajouté. Nous désirions connaître cette quantité pour nous tenir à une dose uniforme de sel pendant toute l'expérience, et d'autre part, nous ne voulions pas nous mettre en état d'hypochloruration par une diminution de notre dose habituelle.

Nous nous sommes arrêtés au chiffre de 5 grammes de NaCl ajoutés par nous-mêmes à notre nourriture ordinaire, préparée sans sel.

Puis trois jours de suite, nous sommes restés à jeun, le matin; nous avons recueilli d'une part nos urines de 8 à 11 heures, et d'autre part nos urines de 11 heures à 8 heures le lendemain matin.

Les trois jours suivants, nous avons pris, de 8 à 9 heures du matin, par doses fractionnées : Le premier jour 600 cc., le deuxième jour 900 cc., le troisième jour 1200 cc. d'eau Cachat, en continuant à recueillir les urines de 8 à 11 et de 11 à 8.

Les douze urines matinales et les douze urines du reste des 24 heures ont été analysées par M. Corre qui a recherché surtout l'urée, l'acide urique et les chlorures.

Les éliminations totales des 24 heures, conformément

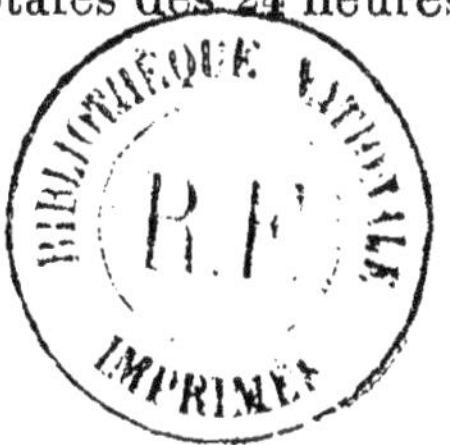

aux remarques du Dʳ Chiaïs, n'ont présenté aucun intérèt. Avant comme après l'usage de l'eau, le chiffre total de l'urée, de l'acide urique est resté sensiblement le même pour chacun de nous. Chez M. Corre seulement l'élimination quotidienne des chlorures a augmenté de 2 gr. 50 en moyenne, pendant les trois jours de cure.

Je n'insiste donc pas davantage sur ce point. Il est au contraire très intéressant de remarquer que chez chacun de nous, sans augmentation quotidienne totale du NaCl, de l'urée et de l'acide urique, les urines de cure ont contenu une proportion de ces matériaux, notoirement plus considérable que la proportion contenue dans les urines du jeûne matinal sans cure (de 8 à 11), des trois jours précédents.

La *densité* moyenne a été de :

Urines de 8 à 11 (avant la cure).	B.......	1024
	C.......	1025
Urines de 8 à 11 (pendant la cure).	B.......	1006
	C.......	1006

L'*extrait* moyen a été de :

		gr.
Urines de 8 à 11 (avant la cure).	B.......	5,99
	C.......	5,21
Urines de 8 à 11 (pendant la cure).	B.......	7,99
	C.......	8,46

Donc, diminution de la densité à cause de l'augmentation de l'eau urinaire, mais aussi augmentation très sensible de l'extrait, montrant déjà que l'urine de cure est plus riche en matériaux que l'urine excrétée spontanément dans un temps égal. Il ne s'agit donc point d'un simple passage d'eau à travers le corps.

Urée.

		3 jours de jeûne matinal *sans cure d'eau*			3 jours de jeûne matinal *avec cure d'eau*		
B...	Urine des 24 h...	33,05	36,67	37,76	40,10	30,02	25,99
	Urines de 8 à 11 h.	3,19	3,69	3,99	6,34	5,92	5,20
	Pourcentage.....	9 0/0	7 0/0	100 0/0	150 0/0	190 0/0	200 0/0
		Moyenne des 3 pourcentages = 9 0/0			Moyenne des 3 pourcentages = 18 0/0		
C...	Urine des 24 h...	24,17	26,55	25,05	28,93	28,28	25,75
	Urines de 8 à 11 h.	2,67	1,84	2,67	5,95	4,82	4,95
	Pourcentage......	110 0/0	7 0/0	100 0/0	200 0/0	170 0/0	190 0/0
		Moyenne des 3 pourcentages = 9 0/0			Moyenne des 3 pourcentages = 18 0/0		

Ainsi dans deux observations prises simultanément sur deux sujets différents, nous trouvons exactement les mêmes rapports. Dès le début de la cure d'eau et pendant toute la cure la proportion de l'urée dans l'urine de 8 à 11 rapportée à l'urée des vingt-quatre heures devient le double de ce qu'elle était auparavant : 18 0/0 au lieu de 9 0/0. Sous l'influence de l'eau 18 0/0 de l'urée des vingt-quatre heures sont excrétés dans un temps correspondant aux 12,5 centièmes des vingt-quatre heures (3 heures sur 24).

Nous allons constater le même phénomène pour l'acide urique et pour les chlorures.

Acide urique.

		3 jours *sans cure d'eau*			3 jours *avec cure d'eau*		
	Urines des 24 h..	0,51	0,55	0,43	0,61	0,61	0,52
B...	Urines de 8 à 11 h.	0,04	0,05	0,05	0,13	0,19	0,17
	Pourcentage.....	8 0/0	9 0/0	12 0/0	22 0/0	31 0/0	33 0/0
		Moyenne des 3 pourcentages = **9 0/0**			Moyenne des 3 pourcentages = **28 0/0**		
	Urines des 24 h...	0,62	0,70	0,47	0,48	0,62	0,73
C.. :	Urines de 8 à 11.	0,05	0,04	0,06	0,13	0,19	0,22
	Pourcentage.....	8 0/0	6 0/0	13 0/0	29 0/0	30 0/0	30 0/0
		Moyenne des 3 pourcentages = **9 0/0**			Moyenne des 3 pourcentages = **29 0/0**		

Ici, résultat encore plus frappant et concordance toujours remarquable des deux observations. Sous l'influence de l'eau, pendant un temps égal aux 12,5 centièmes des vingt-quatre heures, les 29 0/0 de l'acide urique des vingt-quatre heures (soit près du tiers dans le huitième d'un jour) sont éliminés, au lieu des 9 0/0, chiffre obtenu auparavant dans le même temps mais sans cure d'eau.

Chlorures. — Nous avons vu plus haut que M. Corre s'est soumis de nouveau à la même expérience en employant l'eau distillée à la place de l'eau Cachat.

Les autres conditions étaient exactement les mêmes (5 gr. de NaCl ajouté aux aliments par 24 heures, 3 jours de jeûne matinal, 3 jours de cure faite avec de l'eau distillée prise aux doses de 600 centimètres cubes, 900 centimètres cubes et 1200 centimètres cubes, pendant ces 6 jours, dosage des chlorures dans les urines de 8 à 11 heures et dans celles des 24 heures). Voici, côte à côte, les résultats des deux expériences.

Première expérience (Cure d'eau Cachat).

		3 jours sans cure d'eau			3 jours avec cure d'eau Cachat		
B...	Urines des 24 h..	14,59	12,87	1 ,65	16,24	13,48	11,35
	Urines de 8 à 11.	1,71	2,07	2,86	2,88	3,15	3,50
	Pourcentage.....	11 0/0	16 0/0	22 0/0	17 0/0	23 0/0	30 0/0
		Moyenne des 3 pourcentages = **16 0/0**			Moyenne des 3 pourcentages = **23 0/0**		
C...	Urines des 24 h..	11,12	12,68	10,69	12,49	15,36	14,39
	Urines de 8 à 11.	2,10	1,29	1,98	2,78	3,82	3,37
	Pourcentage... .	18 0/0	10 0/0	18 0/0	22 0/0	24 0/0	24 0/0
		Moyenne des 3 pourcentages = **15 0/0**			Moyenne des 3 pourcentages = **23 0/0**		

Deuxième expérience (Cure d'eau distillée).

		3 jours sans cure d'eau			3 jours avec cure d'eau distillée		
C...	Urines des 24 h..	11,35	13,53	11,58	11,76	13,39	13,79
	Urines de 8 à 11.	1,58	1,83	2,23	1,98	1,84	2,53
	Pourcentage.....	13 0/0	13 0/0	19 0/0	17 0/0	13 0/0	18 0/0
		Moyenne des 3 pourcentages = **15 0/0**			Moyenne des 3 pourcentages = **16 0/0**		

Dans la première expérience (eau Cachat), remarquons une dernière fois la concordance des deux observations et l'élévation simultanée, sous l'influence de la cure, du pourcentage des chlorures, de 15 0/0 à 23 0/0 (augmentation de moitié). *Pendant la huitième partie des vingt-quatre heures la cure d'eau Cachat a fait éliminer près du quart du total des chlorures urinaires des vingt-quatre heures.*

Quant à la seconde expérience, elle confirme dans sa première partie (3 jours sans cure d'eau) la proportion de 15 0/0 obtenue dans la première expérience (première partie). En revanche *la cure d'eau distillée ne modifie en rien l'excrétion des chlorures* pendant les trois heures d'expérience : ceux-ci continuent à représenter 16 0/0 des chlorures urinaires des vingt-quatre heures.

En résumé, pendant trois heures consacrées à la cure d'eau Cachat (absorption d'eau et diurèse consécutive) :

L'élimination de l'urée a doublé.

Celle de l'acide urique a triplé.

Celle des chlorures a augmenté de moitié.

Les constatations précédentes ont l'avantage de nous éclairer sur l'action physiologique immédiate, la plus tangible, de l'eau d'Évian. Elles nous montrent qu'aussitôt après son introduction dans l'organisme sain l'eau d'Évian produit :

1° Une déshydratation.

2° Une augmentation de l'excrétion des principaux composants urinaires.

L'eau distillée ne produit rien de semblable.

Si accentués qu'ils puissent être, ces phénomènes sont momentanés : dans le cours des vingt-quatre heures, la déshydratation se répare et la totalité des solides urinaires quotidiens conserve à peu près son chiffre habituel. Il y a simplement une rupture d'équilibre, une « haute mer » diurétique anormale compensée par une « marée basse ».

Mais, comme nous allons le voir, ces phénomènes qui indiquent au moins l'activité de l'eau d'Évian, se prolongent, s'accentuent chez certains malades et rompent, non plus d'une façon temporaire cette fois, l'équilibre vicié de leurs humeurs et de leurs éliminations urinaires.

CHAPITRE IV

LA CURE D'ÉVIAN DANS LES CARDIOPATHIES ARTÉRIELLES

1° INDICATIONS ET CONTRE-INDICATIONS.

Dans la première partie de ce travail j'ai insisté, avec intention, sur la description clinique des cardiopathies artérielles et rappelé, d'une part, l'évolution de la maladie en trois périodes (artérielle, cardio-artérielle, mitro-artérielle) ; d'autre part, la diversité des formes cliniques, de la marche et de la terminaison. Il me suffira donc ici de préciser les états où la cure d'Évian ne peut être d'aucun secours. Dans tous les autres cas, elle sera indiquée.

En général, à la troisième période de la maladie (période mitro artérielle), la cure d'Évian est inutile. Je n'ai jamais constaté de bénéfices thérapeutiques appréciables chez les *cardio-scléreux* arrivés *en état d'hyposystolie* ou *d'asystolie* (dilatation cardiaque, hypotension artérielle, stases sanguines accusées, œdèmes durs et anciens, et autres épanchements séreux d'origine circulatoire). Leur circulation profondément troublée ne leur permet sans doute de retirer aucun avantage de la cure qui n'a pas d'action sensible sur leur diurèse. L'état de ces malades demande surtout le repos, l'administration délicate des cardio-toniques, un régime réducteur approprié, et au besoin l'évacuation opératoire des épanchements.

L'*urémie* vraie (la grande urémie) des *cardio-rénaux* est la seconde contre-indication. N'ont rien à attendre d'Évian les malades chez lesquels les régimes les plus sévères (lacté absolu, déchloruré) les diurétiques, les drastiques, les émissions sanguines même ne sont pas arrivés à faire disparaître, ou tout au moins à atténuer notablement la dyspnée de Cheyne-Stokes, les accidents nerveux ou digestifs, les grands œdèmes.

La même prohibition s'étend à la *cachexie artérielle*, état réunissant une cachexie marquée, des symptômes d'hyposystolie et d'urémie combinés. Cet état, fort grave, est particulièrement rebelle à toute thérapeutique.

Donc hyposystolie, urémie rebelle et cachexie artérielle contre-indiquent à mon avis la cure d'Évian : elle reste sans effet sur ces malades et a l'inconvénient de leur infliger la fatigue d'un déplacement inutile.

De tels états sont d'ailleurs synonymes de lésions étendues, irrémédiables, entraînant des troubles accusés des fonctions circulatoire, éliminatrice ou antitoxique et nutritive, troubles irrémédiables aussi, parce que d'origine organique et non plus fonctionnelle.

Pendant toute la première et la seconde période des cardiopathies artérielles, quelle que soit leur forme clinique (arythmique, myo-valvulaire, coronarienne, aortique, cardio-rénale), la cure d'Évian peut rendre les plus grands services.

Pratiquement, voici le critérium de l'indication dans les cardiopathies artérielles.

La cure d'Évian est indiquée tant que, chez un cardio-artériel, le régime et les diurétiques usuels peuvent encore amener une sédation, même temporaire, mais marquée, des phénomènes morbides.

2° Application de la cure aux cardio-artériels.

Les principales objections qu'ait soulevées l'emploi de la cure d'Évian dans les cardiopathies artérielles sont les suivantes : N'est-il pas dangereux, a-t-on dit, d'introduire en un temps très court, dans un système artériel souvent fragile et en hypertension, une masse parfois énorme de liquide ? N'est-ce pas risquer d'augmenter l'hypertension et même de provoquer des ruptures vasculaires ? D'autre part, en supposant même que l'élimination rénale lutte immédiatement avec succès contre cette pléthore, n'est-ce pas là imposer au rein malade un surcroît de travail préjudiciable à son intégrité ?

Ce seraient deux objections sérieuses si la cure d'Évian consistait encore à administrer systématiquement la plus grande masse d'eau possible, 3 à 4 litres par exemple, dans tous les cas.

Mais depuis longtemps il n'est plus question d'une semblable erreur physiologique et thérapeutique. Chaque année cependant, il arrive que des malades se soignant seuls, ou désobéissant à leur médecin, prennent l'eau en quantité immodérée et s'en trouvent fort mal. Tous les médecins d'Évian ont eu à constater des cas de ce genre.

Le cardio-artériel qui prend trop d'eau peut : ou ne retirer aucun bénéfice de sa cure, qui le fatigue et pendant laquelle il urine moins que jamais; c'est là l'éventualité la moins sérieuse. Ou bien encore l'ingestion de doses immodérées accentue l'hypertension artérielle et les troubles qui en dérivent, exagère ou fait apparaître des œdèmes, provoque des congestions actives souvent dangereuses. Ou bien enfin, chez certains malades la tension s'abaisse brusquement, le cœur se dilate, bat en tachyarythmie; une crise d'hyposystolie est constituée.

De tels accidents ne se produisent jamais quand

la cure d'Évian est prescrite et surveillée de la façon suivante :

A tout malade artériel il ne faut permettre pour commencer que 300 à 400 grammes en 3 ou 4 doses prises à 30 minutes d'intervalle.

L'urine émise pendant les quatre heures qui suivent l'ingestion de la première dose sera mesurée et pesée. Tant que cette urine n'aura pas une faible densité (moins de 1010) et un volume au moins égal à celui de l'eau absorbée, il ne faudra point augmenter les doses.

Comprise ainsi, la cure ne peut présenter aucun danger. Que le malade garde les 400 grammes d'eau absorbés et ne rende que beaucoup plus tard un volume d'urine équivalent, cela n'a aucun inconvénient. Si l'on admet en effet avec MM. Dastre et Loye qu'il faut augmenter d'un huitième la masse totale du sang pour produire une élévation sensible de la pression, la rétention dans le système vasculaire de plus de 600 grammes d'eau serait nécessaire pour amener ce résultat chez un adulte. Mais il semble bien que le chiffre de un huitième soit trop faible (Ambard et Beaujard).

De toute façon, la dose de 400 grammes prise lentement en une heure et demie le matin à jeun, est absolument inoffensive, quel que soit l'état du malade.

Mais, dira-t-on, une dose aussi faible rend la cure illusoire ? Point du tout. Comme l'a montré le Dr Chiaïs, avec une dose aussi faible on peut obtenir tous les effets immédiats et consécutifs de la cure d'Évian. En second lieu, ce n'est qu'en maintenant l'usage de doses faibles pendant une et deux semaines parfois, que l'on arrive à entraîner le malade et à obtenir enfin la diurèse complète de cure, dont l'apparition signifie que la cure enfin marche à souhait et sera utile.

Ce qu'il faut rechercher, je le répète, chez les malades artériels et chez les autres, c'est, dans les 3 ou 4 heures qui suivent la première dose, l'élimination d'une urine très peu dense, au moins égale en volume au volume de l'eau absorbée. En outre, les urines du reste des vingt-quatre heures doivent dans leur émission, leur volume et leur qualité, se rapprocher du type normal, ainsi que nous allons le voir dans les paragraphes suivants.

Quand la diurèse de cure se fait attendre quelques jours et même plus, fait assez fréquent chez les cardio-artériels, les malades s'en aperçoivent, s'en tourmentent même et disent « qu'ils ne passent pas l'eau ». Ils sont invinciblement tentés de suivre l'exemple des grands buveurs qu'ils voient autour d'eux absorber et rendre d'importantes quantités de liquide. Pour produire le déclanchement souhaité, ils essaient parfois de forcer les doses, ce qui a au moins pour effet de restreindre encore leur diurèse.

Or seule une thérapeutique raisonnée, prudente et

bien conduite peut amener le résultat cherché. Il existe une foule de procédés pour décider chez les cardio-artériels l'apparition de la diurèse de cure. Ils varient nécessairement avec l'obstacle à vaincre. La difficulté est de trouver quel est cet obstacle et de le combattre avec le meilleur procédé Les procédés à employer peuvent être réunis en trois groupes.

1° L'eau n'est pas absorbée : elle reste dans l'estomac ; ou bien elle ne filtre pas à travers l'intestin et est rendue sous forme de diarrhée ; elle stagne enfin dans le réseau porte et ne passe que lentement dans la circulation générale. On combat l'inertie gastrique à l'aide du *massage de l'estomac,* de l'application épigastrique de *récipients d'eau chaude* pendant la digestion de l'eau. Quand l'eau ne filtre pas à travers l'intestin ou stagne dans le réseau porte, c'est que l'on se trouve probablement en présence d'un certain degré d'hypertension portale (Huchard). Un *purgatif salin* ou quelques séances de *massage abdominal* suffisent souvent à lever cet obstacle.

2° En second lieu, on peut supposer que le rein s'ouvre mal pour éliminer le trop plein de la masse sanguine, et dans ce cas on aura recours à l'action réflexe de grands bains tièdes ou de douches tempérées aussitôt après l'ingestion de la dernière dose.

3° Enfin dans un troisième groupe de procédés peuvent être rangés ceux qui s'adressent à une circulation défectueuse, générale ou rénale, des liquides de l'organisme. Ces causes sont extrêmement obscures et difficiles à distinguer. Leur existence cependant est hors de doute ; du reste les procédés que l'on emploie pour les combattre réussissent très souvent, ce qui est l'essentiel.

Quand un cardio-artériel qui absorbe bien son eau n'a pas une diurèse suffisante, la première indication est d'en rester aux très faibles doses ou de diminuer brusquement les doses si elles étaient quelque peu élevées. *La diminution brusque* des doses est un moyen excellent pour provoquer la diurèse. Un malade, par exemple, prend 800 ou 1000 grammes d'eau et, dans la matinée, rend à peine 300 ou 400 grammes d'urine dense et colorée. Du jour au lendemain prescrivez-lui seulement 300 grammes d'eau: Ces 300 grammes donneront 500 ou 600 grammes d'urine incolore, très peu dense, caractéristique. Le succès obtenu sera durable et l'on pourra peu à peu augmenter la quantité d'eau à absorber.

En cas d'insuccès, il faudra restreindre non seulement l'eau de la cure, mais le volume des boissons des 24 heures. Presque aussitôt le volume des urines de cure et celui des urines des 24 heures augmentera et dépassera celui des liquides ingérés. Ce procédé n'est pas nouveau. C'est celui d'Oertel de qui l'axiome est bien connu : « La réduction de l'apport liquide est un diurétique puissant. » Le D\u1d63 Chiaïs y a recours depuis longtemps à Évian. Ces dernières années les D\u02b3\u02e2 Huchard et Fiessinger ont insisté de nouveau sur l'action diurétique de la *réduction des liquides* dans les maladies circulatoires. La question, déjà étudiée par Von Noorden en 1899, a été reprise par Mohr et Dapper en 1903 et 1904. Ces auteurs ont remarqué que dans les maladies rénales, la réduction des liquides à 1500 grammes donne un excédent des urines sur la boisson. Au-dessous de la dose de 1250 grammes les déchets azotés sont mal éliminés.

La réduction des liquides est en effet un excellent moyen pour lever un des obstacles qui s'opposent à la réussite de la cure. Il n'est pas nécessaire de maintenir plus longtemps la réduction des liquides, quand, grâce à elle, on a obtenu l'apparition de l'urine de cure caractéristique, mais il est toujours utile de recommander aux malades qui suivent la cure d'Évian de boire peu aux repas (400 grammes au plus à chaque repas).

A la diminution brusque des doses et à la réduction des liquides, procédés qui dérivent de la même idée directrice, s'ajoute un troisième procédé très employé à Évian, et qui vient à bout de la plupart des diurèses récalcitrantes. Il s'agit simplement de faire garder la *position horizontale* pendant deux ou trois heures à partir du début de la boisson. Chez certains malades, on ne peut obtenir autrement la diurèse de cure. La plupart d'entre eux sont des cardio-artériels, mais j'ai souvent constaté le même fait chez d'autres patients et en particulier chez des jeunes gens atteints d'albuminurie orthostatique. On ne peut attribuer ce phénomène qu'à la disparition par la position couchée de conditions spécialement défavorables à la diurèse, liées à l'orthostatisme.

Dans des recherches très importantes, MM. Linossier et Lemoine (1903), ont étudié l'influence de l'orthostatisme sur le fonctionnement du rein. Quand les reins fonctionnent mal, la position debout amène un abaissement de la sécrétion de l'eau (36 0/0), des matériaux solides et de l'urée en particulier, et quelquefois, comme on le sait, l'albuminurie. Même à l'état normal l'orthostatisme diminue la sécrétion de l'eau (18 0/0), celle des matériaux solides, mais augmente l'excrétion de l'urée, par excès de production sans doute. L'oligurie et l'hypoazoturie orthostatiques seraient un bon signe d'insuffisance rénale.

Il est connu depuis longtemps que la polyurie nocturne est extrèmement fréquente chez les artério-scléreux et chez les brightiques. Ces malades rendent pendant la nuit les 2/3 de leur urine des 24 heures alors que chez un sujet normal on constate le phénomène inverse (2/3 le jour, 1/3 la nuit) : ils paraissent donc particulièrement sensibles à l'influence de l'orthosta-

tisme, et les avantages de la position couchée faci-
litant chez eux la cure d'Évian, s'expliquent tout
naturellement. Pour interpréter ce phénomène, on a
surtout invoqué l'élévation de la tension artérielle
dans la position horizontale : on peut se contenter de
cette explication, faute d'une meilleure, mais on pourrait tout aussi bien admettre que la position horizontale
facilite le cours normal de la circulation dans tout
l'organisme et que cette condition devient nécessaire
chez les malades dont les fonctions de diurèse sont
troublées.

L'usage opportun des moyens précédemment énu-
mérés réduit considérablement la proportion des insuccès. Encore convient-il de distinguer les insuccès
absolus dans lesquels la cure n'améliore en rien l'élimination urinaire, et les insuccès relatifs. J'appelle
ainsi les cas dans lesquels la prise d'eau matinale produit une urine de cure légitime, mais retardée (apparition des urines après deux heures au lieu d'une heure)
et incomplète (urine de cure inférieure d'un tiers ou
d'un quart au volume d'eau absorbé); très souvent,
malgré cela, l'élimination urinaire des vingt-quatre heures s'améliore, dépasse la quantité totale des boissons,
et la polyurie nocturne diminue au profit de la diurèse
diurne. Les insuccès relatifs peuvent donner d'excellents résultats consécutifs, des améliorations pronon-

cées de très longue durée : j'en ai recueilli de nombreux exemples.

Quant aux insuccès absolus, je les considère comme un élément de pronostic grave. Presque toujours on les rencontre chez des malades profondément atteints, ou chez ceux pour lesquels la cure d'Évian n'est pas indiquée (Voir plus haut : contre-indications page 104). Sur 157 observations de cardiopathies artérielles je relève 13 insuccès relatifs de la cure et 10 insuccès absolus. Les formes les plus diverses de la maladie et toute l'échelle de ses degrés se rencontrent dans ces 157 cas. Or les dix insuccès absolus s'appliquaient à 3 urémiques avérés, 4 cardio-rénaux dont un coronarien et l'autre aortique, un coronarien, un cardio-scléreux avec hyposystolie et stases sanguines, un cachectique artériel ; ces dix malades étant tous dans un état très grave. La gravité du pronostic a été confirmée rapidement (en quelques mois) au moins chez cinq d'entre eux.

Un excellent moyen de contrôle et de surveillance consiste à faire peser les malades chaque matin avant la première prise d'eau. J'emploie systématiquement ce procédé sur les conseils de M. Chauffard lui-même, qui, on le sait, a le premier insisté sur l'utilité des pesées quotidiennes dans l'appréciation des rétentions liquides.

Ce moyen permet de dépister les rétentions qui

pourraient se produire, et de constater, le cas échéant, les déshydratations : il est surtout précieux lorsqu'on ne peut astreindre les malades à mesurer leurs boissons et à conserver chaque jour leurs urines des vingt-quatre heures.

Pour terminer je dois dire un mot du régime alimentaire que doivent suivre les artériels à Évian. Aux préscléreux, on recommandera de ne point s'écarter de leur hygiène alimentaire habituelle (peu de viande, pas d'aliments de haut goût ni de salaisons). D'autres malades plus atteints nous arrivent, suivant déjà depuis longtemps un régime lacto-végétarien sévère, plus ou moins alterné avec des périodes de lait absolu. On devra maintenir ce régime au début, jusqu'à ce que la diurèse de cure soit franchement établie. Alors seulement on pourra sans danger autoriser quelques écarts, diminuer la part du lait ou même le supprimer, permettre un peu de viande à un repas. Tous mes confrères et moi-même avons constaté que c'est là un des principaux bénéfices de la cure d'Évian; quand elle réussit, elle permet aux malades de se reposer du régime lacté, de suivre un régime plus substantiel et moins sévère, sans le moindre inconvénient. C'est là un avantage très appréciable et très apprécié.

Chez les artériels, la cure classique de trois semaines est quelquefois suffisante si le résultat est satisfaisant dès le début. En général il vaudrait mieux la faire durer quatre semaines et surtout faire deux cures à un mois d'intervalle.

3° MODIFICATIONS DE LA DIURÈSE.

Chez un artério-scléreux, la cure d'Évian suivie avec succès modifie profondément la diurèse quotidienne, en quantité et en qualité.

Modifications quantitatives. — Elles ont trait à l'urine du matin, et à l'urine du reste des 24 heures.

a) *Urine du matin ou urine de cure.* — La diurèse de cure est par soi-même un fait anormal, puisqu'elle est la conséquence d'une action thérapeutique préalable : l'ingestion d'une certaine quantité d'eau Cachat. Une heure environ après l'ingestion de la première dose, les mictions commencent, se répètent, plus ou moins fréquentes, pendant deux heures environ. L'urine ainsi rendue est cette urine incolore et très peu dense que l'on peut appeler l'urine de cure et que j'ai étudiée au chapitre précédent. Nous avons vu que son volume dépasse parfois de beaucoup celui de l'eau ingérée. Voici quelques observations à l'appui de ce fait. Les urines de cure ont été recueillies d'une façon suivie pendant une partie du séjour ou pendant tout le séjour.

Sexe	Age	Diagnostic	Durée de l'observation	Total des volumes d'eau ingérés de 8 à 9 heures	Total des urines de cure (de 8 à 11 heures)	Excédent de l'urine sur l'eau	Pourcentage de l'excédent
				cc.	cc.	cc.	0/0
M..	29 ans	Présclérose.	10 jours (debout)	8.900	6.480	− 1.480	−16,51
			9 jours (couché)	9.200	10.715	+ 1.515	+ 16,46
M..	52 ans	Cardio-sclérose arythmique.	6 jours	3.300	4.850	+ 1.550	+ 46,96
M..	67 ans	Athérome aortique.	14 jours	8.200	9.905	+ 1.705	+ 20,79
F...	70 ans	Sclérose cardio-rénale.	18 jours	11.700	13.930	+ 2.230	+ 19,06
M..	37 ans	Présclérose.	14 jours	8.850	10.500	+ 1.650	+ 18,64
F...	67 ans	Aortite chronique.	19 jours	13.400	19.222	+ 5.825	+ 43,47

A remarquer tout particulièrement dans ce tableau, la dernière observation où l'on voit que la malade a rendu en dix-neuf jours, dans ses urines de cure, un excédent de 5.825 cc.; le total des urines de cure dépassait de 43,47 0/0 le total des volumes d'eau ingérés. La malade prenait en moyenne, chaque matin, 700 cc. d'eau Cachat qui provoquaient l'excrétion d'un litre d'urine de cure, soit un excédent de 300 cc., indiquant la déshydratation effectuée momentanément au moins sous l'influence de l'eau d'Évian.

Remarquer aussi la première observation du tableau. On y voit que le malade (un de mes confrères qui voulut bien se prêter à l'expérience), but debout 8.900 cc. en dix jours et garda 1.480 cc. de liquide. Buvant couché, il prit en neuf jours 9.200 cc., et rendit un excédent de 1.515 cc.

b) *Urine du reste des 24 heures.* — Le propre de la cure matinale d'Évian est d'étendre son influence sur le reste des 24 heures et de ramener à la normale les types urinaires viciés. Les artério-scléreux présentent en effet assez souvent un type urinaire anormal. Ils excrètent pendant la nuit la majeure partie de leur urine des 24 heures, au lieu d'en excréter seulement le tiers. Cette urine de la nuit est de très faible densité. Pendant le jour, au contraire, leurs urines assez rares présentent une modification que le Dr Chiaïs a bien mise en lumière ; après le repas de midi, elles ne prennent pas le caractère classique d'urines de boissons, mais elles restent aussi denses qu'avant le repas. En dernier lieu, le volume urinaire total des 24 heures n'atteint pas le volume total des boissons ingérées pendant ce temps.

Quand, chez un artério-scléreux, la diurèse de cure s'établit dans les conditions normales, peu à peu réapparaissent les urines claires d'après les repas, le volume des 24 heures arrive à dépasser celui des boissons, enfin la polyurie nocturne diminue et la diurèse diurne augmente.

Cet effet persiste longtemps après la cure.

Modifications qualitatives. — Les perturbations qualitatives de l'urine des artério-scléreux sont parfaitement connues. On sait que le plus souvent ces malades éliminent une quantité insuffisante de matériaux solides, peu d'urée, trop d'acide urique : leurs phénomènes de réduction azotée se font incomplètement. Ils présentent en général une élimination chlorurée insuffisante. Cette question importante fera l'objet de tout le prochain paragraphe.

Donc diminution des solides normaux, mais aussi altération des principaux rapports urinaires normaux (diminution du rapport azoturique, du rapport des solides à l'urée, etc.) Enfin apparition de solides anormaux, albumine et même glucose.

Quand on a obtenu chez un artério-scléreux la diurèse de cure idéale, indiquant que la cure agit, on voit peu à peu toutes les anomalies de l'urine solide s'atténuer et disparaître. La formule urinaire peut revenir au type normal quelquefois après une seule saison.

Au début de la cure, ainsi que l'ont signalé depuis longtemps Taberlet à Évian et Bouloumié à Vittel, il y a souvent une augmentation marquée de l'acide urique urinaire, comme une décharge de ce produit qui bientôt diminue et peut tomber, d'exagéré qu'il était avant la cure, au-dessous même du chiffre normal. Il peut y avoir également au début une décharge d'urée parfois considérable et même une augmentation de l'albumine ;

mais bientôt tout rentre dans l'ordre : l'urée reste au chiffre normal, l'albumine diminue ou disparaît.

Voici quelques exemples de ces modifications urinaires :

Obs. I. — *Aortite chronique.* — 56 ans. Dyspnée d'effort, polyurie nocturne.

Analyses d'urines	Le 9 juillet	Le 29 juillet
Volume.	860 cc.	1.540 cc.
Extrait.	42,07	39,47
Urée.	16,15	21,56
Acide urique.	0,614	0,67
Acide phosphorique . . .	1,56	2,03
Rapport urée, à extrait . .	38 0/0	54 0/0

Au 29 juillet, pas de mictions pendant la nuit ; dyspnée d'effort diminuée de moitié.

Obs. II. — *Présclérose*, 47 ans.

Analyses d'urines	Le 7 juillet	Le 10 août
Volume.	1.470 cc.	1.210 cc.
Extrait	88,2	57,83
Urée	34,95	33,56
Acide urique.	1,76	0,47
Rapport urée à extrait . .	39 0/0	58 0/0
Rapport azoturique. . . .	73 0/0	95 0/0

A remarquer l'amélioration des rapports et la grande diminution de l'acide urique.

Obs. III. — *Sclérose cardio-rénale au début*, 53 ans.

Analyses d'urines	Le 13 août	Le 22 sept.
Volume.	1.190 cc.	1.750 cc.
Densité.	1 020	1.015
Extrait.	54,156	47,25
Urée.	23,216	31,20
Acide urique.	0,503	0,66
NaCl	7,140	12,20
Rapport urée à extrait	42 0/0	66 0/0
Rapport azoturique	93,88 0/0	84 0/0
Réaction	hypoacide	acide

Remarquer ici que les deux rapports sont revenus exactement à la normale (65 0/0 et 85 0/0); le NaCl a considérablement augmenté. J'ai d'ailleurs fait de l'élimination chlorurée de ce malade une étude spéciale, dont il sera question plus loin (paragraphe suivant, obs. II).

Au point de vue de la réaction, il est à rappeler qu'avec la cure d'Évian l'urine reste toujours acide ou redevient acide si elle était alcaline antérieurement.

4° DÉCHLORURATION.

J'arrive ici à un point très important de la cure d'Évian chez les artério-scléreux. Dans la première partie de ce travail j'ai tenté de résumer l'état actuel de la question des chlorures et de ses rapports avec l'hypertension et la diurèse dans les maladies artérielles. Je n'y reviendrai donc pas ici.

L'an dernier j'ai cherché à savoir si le bénéfice que la plupart des artério-scléreux retirent de la cure d'Évian n'est pas lié à une élimination chlorurée plus active. Les recherches que j'ai entreprises avec le concours de M. Corre m'ont paru décisives. Chez la plupart des scléreux que j'ai ainsi observés j'ai remarqué simultanément une amélioration fonctionnelle indiscutable, une déchloruration marquée et continue, parfois une importante diminution de poids, et enfin presque toujours une diminution accentuée de l'hypertension artérielle. Ces recherches ont été de ma part l'objet d'une communication faite au dernier *Congrès français de médecine* (octobre 1904).

Cependant, dès l'année 1900, et bien avant que la question des chlorures fût venue à l'ordre du jour, le Dr Chiaïs avait publié un travail dont j'ai déjà parlé et dans lequel il montrait que, quand le chiffre des chlorures urinaires est abaissé, la cure d'Évian peut le ramener et le maintenir à la normale: elle active immédiatement l'élimination des chlorures et la régularise dans la suite. L'auteur, nous l'avons vu, montrait aussi que pendant la production des urines de cure l'élimination horaire des chlorures peut être trois fois plus forte que pendant le reste des vingt-quatre heures.

Moi-même, il y a un an, j'ai signalé dans un article

sur les albuminuries de l'enfance, l'utilité de la déchloruration par la cure d'Évian chez les brightiques.

Voici de quelle façon j'ai conduit mes recherches. Les
malades que j'ai observés étaient presque tous des
cardio-artériels à la deuxième période. Avant la cure,
ils étaient déjà tous soumis depuis longtemps au régime
convenant à leur cas, régime hypochloruré, régime
lacté ou faiblement mitigé. Je leur ai donc prescrit un
régime analogue, en général lacto-végétarien, ou végétarien avec une faible quantité de viande ou de poisson.
Certains d'entre eux m'ont donné le poids exact et la
nature de leurs aliments quotidiens. Ils ont consommé
du pain sans sel, et, sur mes instructions, ils ont salé
eux-mêmes leurs aliments avec une dose de sel journalière toujours la même, fixée par moi. La quantité
totale du sel absorbé par eux chaque jour a oscillé
entre 5 et 6 grammes (sel des aliments et sel surajouté).
C'est à peu près là, on le sait, la quantité absorbée
chaque jour avec le régime lacté absolu. Je désirais, à la
fois connaître leur chloruration quotidienne, maintenir
celle-ci toujours au même chiffre, et d'autre part, ne
pas chlorurer les malades sensiblement plus ou moins
qu'ils ne l'étaient avant d'entreprendre la cure.

Je me suis heurté à une difficulté très sérieuse : celle
de la fréquence des analyses. Je ne pouvais astreindre
mes malades à conserver tous les jours pendant trois
semaines, toute leur urine des vingt-quatre heures.

Les plus consciencieux d'entre eux m'ont donné tous les trois ou quatre jours leurs urines de cure et celles du reste des vingt-quatre heures. M. Corre en a dosé les chlorures. J'ai pu ainsi observer complètement l'excrétion chlorurée de six malades : deux aortites chroniques, trois scléroses cardio-rénales et enfin une néphrite épithéliale chronique.

J'élimine dès à présent de ces six observations celle d'un cardio-rénal, qui malgré mes prescriptions, se mit de lui-même pendant tout son séjour au régime déchloruré, et ne consomma pas plus de 2 grammes de sel par vingt-quatre heures. La forte déchloruration qui se produisit peut donc être attribuée autant au régime qu'à la cure, bien que ce malade ait rendu dans les urines de cure seulement, c'est-à-dire pendant le huitième de son séjour (3 h./24 h.) le quart de tout le sel éliminé pendant son séjour. Ce malade, en vingt-trois jours, déchargea environ 60 grammes d'excédent de sel et perdit 7 kilos 750 de poids.

Restent donc cinq observations.

Obs. I. — *Sclérose cardio-rénale au début.* — Durée de l'observation : 14 jours, au cours desquels ont été faits quatre dosages complets des chlorures.

	1er jour	6e jour	10e jour	14e jour	
Chlorures de l'urine de cure.........	1,26	0,88	6,77	1,90	Dose de sel consommé par jour = 6 gr.
Total des chlorures des 24 heures....	10,26	5,63	16,65	9,79	

Le fait intéressant de cette observation est, au dixième jour, la présence d'une décharge chlorurée considérable (16,65). Plus du tiers de cette décharge est contenu dans l'urine de cure (6,77). Sauf dans l'analyse du sixième jour, les chlorures excrétés ont toujours dépassé la dose de sel ingérée quotidiennement : 6 grammes.

Obs. II. — *Sclérose cardio-rénale*. Durée de l'observation : 17 jours.

Cinq dosages des chlorures.

	1er jour	5e jour	9e jour	13e jour	17e jour	Dose de sel consommé par jour = 5 gr. 50.
Chlorures des urines de cure.....	3,19	3,10	......	2,32	1,97	
Total des chlorures des 24 heures....	9,75	11,38	11,45	11,62	14,22	

A noter ici l'augmentation progressive de l'élimination chlorurée des vingt-quatre heures, montant de 9,75 à 14,22. Les chlorures éliminés dans l'urine de cure (pendant le 8e des 24 heures) forment environ le quart (1/4, 4) des chlorures des vingt-quatre heures.

Obs. III. — *Néphrite parenchymateuse chronique.* — Je donne cette observation, bien qu'elle soit en dehors de mon sujet, parce que la déchloruration observée fut particulièrement intéressante et que l'albumine diminua en même temps que l'élimination chlorurée augmentait. La malade, en outre, suivait depuis longtemps avant de commencer la cure, un régime hypochloruré.

Durée de l'observation : 22 jours.

Cinq dosages des chlorures.

	1er jour	6e jour	11e jour	16e jour	21e jour	Dose de sel consommé par jour = 6 grammes.
Chlorures des urines de cure......	......	0,93	2,66	4,28	7,13	
Total des chlorures des 24 heures....	4,44	4,49	10,24	14,60	17,13	
Albumine par 24 h.	1,371	......	0,85	......	0,70	
Poids du corps....	71 kil.	......	70^{k}300	69^{k}750	69^{k}500	

On voit l'augmentation progressive et considérable des chlorures des vingt-quatre heures, et des chlorures de l'urine de cure. Ces derniers représentent en moyenne le 1/2,32, presque la moitié, des premiers, bien qu'excrétés en 8 fois moins de temps. L'albumine tombe de 1 gr. 371 à 0 gr. 70 tandis que le poids baisse de un kilo et demi. C'est là une des observations les plus nettes que l'on puisse désirer. Elle montre de la façon la plus évidente l'influence immédiate de la cure sur l'élimination chlorurée, et aussi sa répercussion sur l'élimination chlorurée totale des vingt-quatre heures.

Obs. IV. — *Aortite chronique.*

Durée de l'observation : 20 jours.

Sept dosages chlorurés complets.

	1er jour	4e jour	7e jour	10e jour	13e jour	16e jour	19e jour	Dose de sel consommé par jour = 5 gr. 50.
Chlorures des urines de cure.	0,96	1,44	1,44	2,16	2,08	3,08	1,34	
Total des chlorures des 24 h.	5,33	7,66	8.07	8.59	8,25	9,66	9,02	
Poids........	....	94k800	....	....	....	93k500	....	

A partir du premier jour, le malade décharge à chaque analyse un excédent de chlorures un peu plus élevé. Les chlorures des urines de cure représentent le 1/3,50 des chlorures totaux des vingt-quatre heures, éliminés en 8 fois plus de temps. Le poids a diminué de 1.300 grammes.

Obs. V. — *Aortite chronique.*
Durée de l'observation : 31 jours.
Onze dosages chlorurés complets.

	1er jour	4e jour	7e jour	10e jour	14e jour	17e jour	19e jour	22e jour	25e jour	28e jour	30e jour
Chlorures des urines de cure.......	0,90	2,03	2,77	2,64	2,70	1,82	2,64	5,16	3,25	2,40	2,07
Total des chlorures des 24 h..	5,54	8,45	9,77	9,20	8,38	7,73	10,20	17,39	12,06	10,39	10,14
Poids........	....	88k200	....	87k500	....	87k250	....	....	86 k.	....	85k800

Dose de sel consommé par jour = 5 gr. 50.

On voit que, partie de 5,54, chiffre égal au chiffre du sel absorbé, la déchloruration s'est accentuée peu à peu et que le malade est arrivé à rendre le vingt-deuxième jour 12 grammes de sel en plus de la quantité absorbée. L'élimination chlorurée des vingt-quatre heures a augmenté progressivement et a atteint son maximum au vingt-deuxième jour. Les chlorures de l'urine de cure ont suivi la même marche ascendante. Leur proportion, par rapport au chlorure total des vingt-quatre heures, est en moyenne 1/2,84; moins du tiers du chlorure total est éliminé dans les urines de cure, c'est-à-dire pendant le huitième des vingt-quatre heures.

Je reproduis sur le graphique suivant cette observation très intéressante et assez complète. On remarquera l'ascension parallèle des lignes désignant la diurèse des vingt-quatre heures, la diurèse de cure, les chlorures des vingt-quatre heures et les chlorures de l'urine de cure : en sens contraire la ligne descendante du poids.

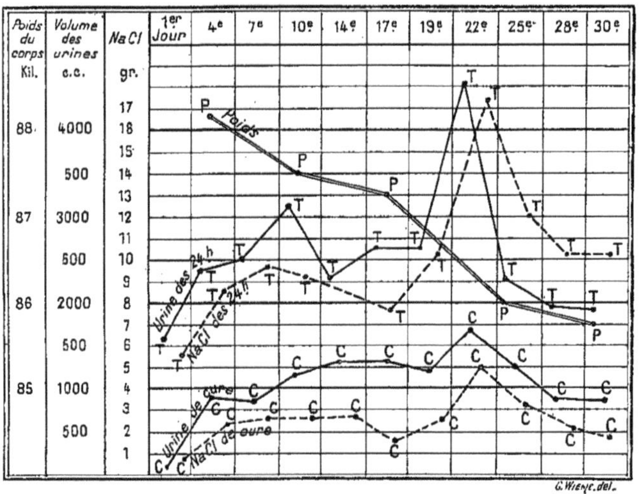

Ces observations me semblent mettre hors de doute l'action déchlorurante de la cure d'Évian. Aucune autre influence ne pouvait être invoquée pour expliquer les déchlorurations effectuées. A noter, en particulier, que chez tous ces malades la décharge chlorurée maxima se produit dans la seconde moitié de la cure. On ne peut donc attribuer la déchloruration à l'institution d'un régime trop peu chloruré ; si le régime avait été en cause, la déchloruration maxima serait survenue dans un cas au moins, pendant les premiers jours de la cure et non après une dizaine ou même une vingtaine de jours de régime. Je dois faire observer qu'au moment de leur déchloruration maxima, les malades des trois dernières observations prenaient d'assez fortes doses d'eau (1200, 1500, 1700 grammes). Je les avais surveillés et entraînés méthodiquement ; leur diurèse de cure était idéale. Faut-il voir un rapport entre les grosses doses et la déchloruration maxima, ou bien au contraire celle-ci se produit-elle au moment où l'entraînement de l'organisme aux effets de l'eau est à son maximum? Ce qui est certain c'est que j'ai aussi obtenu des déchlorurations marquées sans faire dépasser la dose de 500 centimètres cubes d'eau d'Évian (obs. I et II).

Le graphique exposé plus haut (obs. V) donne une idée assez exacte de ce qu'aurait valu la déchloruration totale du malade si l'on avait pu additionner les résultats d'analyses quotidiennes. En comblant à l'aide de moyennes les intervalles entre les jours d'analyse on arrive au résultat suivant :

Sel absorbé en 31 jours. . . . . 164 grammes.
Sel éliminé en 31 jours. 230   —
Différence ou déchloruration totale . . . 66   —
Rapport de la déchloruration au sel absorbé   40 0/0

La cure d'Évian a donc soustrait au malade 66 grammes de sel en excédent.

Le même calcul approximatif nous donnerait :

Pour l'observation I. — 24 grammes de sel déchargé.
    —   II. — 78   —   —
    —   III. — 25   —   —
    —   IV. — 19   —   —

Chiffres qui ne doivent pas être loin de la vérité.

En résumé, chez les malades en état de rétention chlorurée, on constate, sous l'influence de la cure d'Évian :

1° Une augmentation progressive de l'élimination chlorurée journalière, coïncidant souvent avec une diminution progressive du poids corporel, et, à l'occasion, de l'albuminurie.

2° L'élimination des chlorures est accélérée au maximum pendant les trois heures consacrées à la cure. Dans l'urine de cure recueillie pendant ces trois heures on peut trouver plus du tiers de tout le sel éliminé en vingt-quatre heures.

5° DIMINUTION DE L'HYPERTENSION ARTÉRIELLE.

L'hypertension est un des signes principaux des

cardiopathies artérielles. J'ai déjà rappelé la valeur clinique de ce phénomène, son importance pathogénique et ses causes probables. Il est bien admis aujourd'hui que les augmentations et les diminutions de l'hypertension sont en rapport étroit avec l'aggravation ou l'amélioration de l'état du malade. Aussi attache-t-on une importance de plus en plus grande à ce signe dont la seule étude a fait l'objet de deux importants rapports au dernier Congrès Français de Médecine. Mais il ne faut pas oublier que les travaux de M. Huchard sur les maladies à hypertension artérielle ont le plus contribué à mettre en valeur le haut intérêt clinique du symptôme.

Dès que, sur les conseils de M. Huchard, on commença à envoyer les cardio-artériels aux eaux minérales diurétiques, les médecins consultants de ces stations s'attachèrent à l'étude de la tension et notèrent des diminutions marquées sous l'influence de la cure.

A Évian le fait fut signalé par Taberlet et Chiaïs.

Depuis trois années j'ai systématiquement examiné la tension artérielle de tous mes malades à très fréquentes reprises, et noté des chutes de tension assez nombreuses, assez accentuées, et assez durables pour me donner la conviction que la cure d'Évian est un élément puissant de la médication hypotensive.

On peut sans doute se demander, avec M. Vaquez, si, en face de la coïncidence d'une chute de tension et d'une intervention thérapeutique il est juste d'attribuer la première à l'influence de la seconde. Il existe en effet des hypertensions oscillantes ou instables, alternant avec des rémissions spontanées que l'on pourrait attribuer à tort au traitement. Cela est vrai, mais encore faudrait-il être sûr que lesdites rémissions spontanées ne sont pas l'effet de phénomènes biologiques spontanés, équivalents d'une intervention thérapeutique (crises polyuriques, décharges chlorurées ou autres) ; les phénomènes biologiques inverses (oligurie, rétentions) ne peuvent-ils pas, à eux seuls, déterminer des élévations de la tension ? Du reste, il s'agit en général d'hypertensions continues et anciennes dont l'abaissement prolongé, sous l'influence d'une thérapeutique appropriée ne peut être attribué qu'à cette thérapeutique.

Chez des malades notoirement hypertendus depuis longtemps, j'ai constaté bien souvent, à mesure que s'accentuaient les effets de la cure d'Évian, une diminution progressive de la tension artérielle, arrivant au chiffre normal et y restant ensuite de façon durable. Comme d'autre part l'amélioration de ce symptôme n'était pas la seule observée, mais coïncidait avec l'atténuation des autres symptômes physiques et fonctionnels, et aussi, point très important, avec la réussite de la cure, je me suis cru autorisé à admettre l'action hypotensive de la cure d'Évian.

Pour mieux soutenir cette thèse, je dois, de toute

nécessité, insister quelque peu sur les procédés cliniques auxquels j'ai recours pour reconnaître ou mesurer la tension artérielle. C'est là du reste une question tout à fait d'actualité.

De nombreux auteurs ont soutenu que la sphygmomanométrie est le seul procédé pratique et sûr non seulement pour mesurer, mais aussi pour reconnaître l'hypertension artérielle; tous les autres signes cliniques de l'hypertension et en particulier le palper du pouls seraient inexacts et trompeurs.

Je ne partage pas cette opinion.

La sphygmomanométrie bien faite sert surtout à apprécier les variations de la tension chez le même sujet. Mais ses données ne sont pas comparables à celles de la thermométrie par exemple. Les appareils employés sont trop divers, s'adressent à des artères et à des pressions trop différentes pour que les chiffres relatés aient une valeur absolue. On a vu, se servant d'appareils du même type, deux observateurs publier des résultats opposés. Aussi ne peut-on se mettre d'accord sur la fixation des normales pour chaque instrument.

Dans les observations publiées relativement à la tension artérielle, seuls les chiffres extrèmes (très hauts ou très bas) paraissent signifier hyper ou hypotension. Aussi bien reconnaît on aujourd'hui que la pression normale de l'homme ne peut être déterminée par un chiffre précis analogue au 37° de la température.

Dans la même journée chez le même sujet, le mouvement, le repos, les repas, le travail peuvent amener des variations de pression dont les extrèmes sont distants de plusieurs centimètres (5 à 6, Weiss). On peut aussi très bien admettre que chaque sujet a sa normale (Ambard).

Dans de telles conditions il paraît très difficile (sauf pour le cas de chiffres extrèmes) de pouvoir dire après un premier examen sphygmomanométrique, que tel sujet est en hyper ou en hypotension.

On doit donc abandonner moins que jamais l'étude des autres signes de l'hypertension, signes auxquels M. Huchard accorde sa préférence. Il est toujours fâcheux en clinique d'être entièrement à la merci d'un appareil, quel qu'il soit, et de subordonner entièrement à son intervention médiate la constatation d'un signe clinique important. On doit savoir reconnaître sinon mesurer un état fébrile marqué, sans le secours du thermomètre.

La réunion de certains symptômes suffit en général à dépister l'hypertension. Pour M. Huchard, les deux principaux signes sont le retentissement diastolique aortique, en coup de marteau, et la stabilité du pouls. Ils sont excellents, surtout le premier et je les ai rarement trouvés en contradiction avec le sphygmomanomètre. Mais il y en a d'autres non dénués d'utilité : ce sont le bruit le galop, la violence et l'étendue du choc précordial, le timbre éclatant des bruits du cœur. On a mis fortement en doute la valeur du palper du pouls. Je crois au contraire qu'un palper bien compris donne d'utiles renseignements. Voici comment Broadbent, maître incontesté en la matière, décrit le pouls dans l'hypertension artérielle:

« L'artère sera pleine dans l'intervalle des pulsations, ne sera pas aisément aplatie sous les doigts, et pourra être suivie assez longtemps sur l'avant-bras, comme une corde. L'ondée sanguine ne frappera pas violemment, mais s'élèvera graduellement et baissera lentement, faisant une très légère impression sur les doigts. On décrit souvent ce pouls comme faible, mais si l'on veut arrêter l'ondée, il faut presser énergiquement. » Ici comme partout c'est affaire d'éducation. Il ne me paraît pas plus difficile d'apprendre à palper une artère que d'apprendre à percuter le cœur.

La réunion de ces signes objectifs et des autres signes subjectifs, doit permettre presque toujours de faire le diagnostic et d'affirmer l'hypertension ; le sphygmomanomètre sert à la mesurer.

L'emploi des sphygmomanomètres cliniques a donné lieu à quantité de discussions en général stériles. Ces instruments laissent presque tous une part trop grande au coefficient personnel de l'observateur. Aussi servent-ils surtout, je le répète, à apprécier les variations de la pression chez le même individu.

C'est là, du reste, le point le plus intéressant à connaître.

Je n'ai pas à décrire ici les différents appareils. Avec les uns (Von Basch, Potain, Hoepfle, Bloch, Riva-Rocci, Stanton, Enriquez et Hallion) on recherche la pression systolique ou maxima, indiquée par le chiffre que marque l'instrument au moment où disparaît le pouls en aval du point comprimé. Le même principe (pression maxima) s'applique aux appareils avec lesquels on doit au préalable anémier le membre examiné (Von Kries, Marey, Mosso, Hurtle, Gaertner).

D'autres appareils indiquent la pression moyenne, comprise entre la pression systolique ou maxima et la pression diastolique ou minima (hémadynamomètre d'Oliver, sphygmomètre de Hill et Barnard). Ici l'aiguille du manomètre seule indique la pression cherchée et le coefficient personnel est supprimé.

J'emploie presque toujours concurremment les appareils de Potain, de Hill et Barnard, de Bloch-Verdin. Ce dernier instrument a été l'objet de vives critiques qu'il ne mérite pas, je crois. Bien comprise, la méthode de Bloch est un palper d'artère très délicat, puisque le doigt sent seulement les battements et que l'appareil appuyant sur le doigt se charge de réaliser et de mesurer la compression de l'artère. Avec du soin et de l'habitude, en se mettant toujours dans des conditions identiques, on obtient des résultats très précis, très comparables entre eux et comparables à ceux donnés parallèlement par d'autres appareils.

Après cette longue digression je reviens à mon sujet, c'est-à-dire aux diminutions de l'hypertension artérielle que j'ai constatées chez les cardio-artériels traités à Évian. Il m'est arrivé de remarquer des oscillations de la pression au cours de la cure, d'assister même à des augmentations à la fin. Je note seulement ici les chutes de pression légitimes c'est-à-dire les chutes progressives depuis le début jusqu'à la fin du traitement, supérieures ou au moins égales à 10 millimètres de mercure, et coïncidant avec la sédation ou la disparition des autres signes cliniques de l'hypertension.

J'écarte absolument toute baisse de tension en contradiction avec ces autres signes, fait rarement rencontré du reste. J'écarte aussi toutes les observations dans lesquelles pour quelque raison je n'ai pu prendre la tension d'une façon suffisamment fréquente et suivie.

J'ai pu observer ainsi complètement 137 cardio-artériels hypertendus à savoir :

72 préscléreux, artérioscléreux ou athéromateux;

24 cardio-rénaux;

22 aortiques;

11 cardio-artériels arythmiques;

5 cas d'angine de poitrine coronarienne ;

3 maladies de Stokes-Adams.

Sur 116 de ces malades j'ai noté, à la fin du traitement :

53 baisses de tension de 1 à 2 centimètres de mercure.
36   —   2 à 3   —
10   —   3 à 4   —
10   —   4 à 5   —
 7   —   5 cm et au dessus.

Dans 21 cas seulement (sur 137) la baisse de tension a été nulle ou inappréciable. La plus forte proportion de résultats négatifs se rencontre chez les cardio-rénaux, et encore n'atteint-elle là que le quart des cas observés.

Diagnostic	Nombre de cas observés	Baisses de tension de										Nombre de cas négatifs
		10 mm.	15 mm.	20 mm.	25 mm.	30 mm.	35 mm.	40 mm.	45 mm.	50 mm.	80 mm.	
Présclérose............	54	17	8	6	6	1	3	4		2		7
Artério-sclérose........	16	4	1	6	2	1		1				1
Sclérose cardio-rénale..	24	6	2	3	1	1		1	1	3		6
Aortite chronique......	22	5	2	6	3			1			2	3
Angine de poitrine coronarienne.............	5	1		1		1	1					1
Athérome.............	2		1					1				
Stokes-Adams..........	3							1				2
Cardiopathies art. arythmiques.............	11	1	5	1	1	2						1
Total.............	137	34	19	23	13	6	4	9	4	5	2	21

Voici quelques exemples de pressions *successives* observées chez le même malade à l'aide des appareils de Potain et de Verdin. Je prends dans le tableau précédent la colonne des diminutions de 40 millimètres.

Baisses de pression de 40 mm. de Hg.

Préscléroses.	1ᵉʳ cas : 190-185-175-150.
	2ᵉ cas : 210-195-170.
	3ᵉ cas : 190-190-160-160-165-150.
	4ᵉ cas : 210-180-170.
Artério-sclérose.	1 cas : 230-190-210-190.
Cardio-rénal.	1 cas : 210-195-175-180-170.
Aortite chronique.	1 cas : 210-165-170-170.
Athérome.	1 cas : 180-175-145-135.
Stokes-Adams.	1 cas : 200-190-185-160.

Sur les 137 malades en question, 21 sont revenus à Évian l'année ou les deux années suivantes : 6 d'entre eux ne présentaient plus trace d'hypertension. Sur les 15 autres, revus en état d'hypertension, j'ai constaté dans 12 cas, comme l'année précédente, la disparition ou la diminution de ce symptôme.

Voici par exemple un cas de présclérose observé trois années de suite :

1ʳᵉ année (1902) : 190-185-175-150 mm. Hg.
2ᵉ année (1903) : 185-165-160.
3ᵉ année (1904) : 175-165-165.

Je crois utile de revenir ici sur les observations de déchloruration exposées au précédent paragraphe. Chez plusieurs des malades qui en sont l'objet, la baisse de tension artérielle a accompagné la marche de la déchloruration et en même temps la perte de poids.

Le premier malade, cardio-rénal, qui avait suivi un régime trop peu chloruré avait, pendant la durée de sa cure, déchargé environ 60 grammes d'excédent de sel et perdu 7 kilogr. 750 de poids. La tension artérielle baissa en même temps chez lui de 5 centimètres de mercure en suivant la marche décroissante :

210-190-170-175-160-160 mm. Hg.

Voici les quatre autres observations de cardio-artériels déchlorurés :

	Quantité approximative de sel déchargé	Perte de poids	Tensions artérielles successives	Baisses de tension
I. — Card. rénal au début.....	24 gr.	....	180-175-175-165-170	10 mm.
II. — Card. rénal.	78 gr.	....	205-195-195-200-205	0
III. — Aortite chronique....	19 gr.	1 k. 300	190-180-165-165-170	20 mm.
IV. — Aortite chronique....	65 gr.	2 k. 400	190-170-170-180	10 mm.

En résumé, chez 84 0/0 des cardio-artériels observés, j'ai constaté pendant la cure d'Évian des diminutions importantes de l'hypertension artérielle manométrique, diminutions coïncidant avec celle des autres signes cliniques de hypertension, et avec l'amélioration des symptômes généraux. Enfin dans quelques cas que j'ai pu étudier à ce point de vue, une déchloruration marquée coïncidait avec la baisse de la tension artérielle.

6° AMÉLIORATION DES AUTRES SYMPTÔMES, OBJECTIFS OU SUBJECTIFS.

Ici je dois être bref pour deux raisons : la première est que, malgré toute leur sincérité, les constatations cliniques qui ne peuvent être exprimées en chiffres semblent toujours moins précises ; la seconde est que la lecture d'observations cliniques fatigue rapidement l'attention. Je me contenterai donc d'énumérer les modifications symptomatiques que j'ai observées chez les cardio-artériels traités par moi à Évian, et je résumerai seulement quelques observations typiques.

Symptômes objectifs. — J'ai déjà parlé des signes physiques de l'hypertension (retentissement diastolique aortique, dureté du pouls, pouls stable, augmentation d'étendue du choc précordial). Je n'y reviendrai pas.

Le bruit de galop, que l'on observe parfois dès la première période, peut disparaître pendant la cure et j'ai suivi assez souvent la décroissance suivante de ce symptôme : galop diastolique, puis mésodiastolique, présystolique, galop perçu seulement après l'effort, enfin plus de galop même après l'effort.

Les souffles de l'aortite chronique diminuent d'intensité en même temps que baisse la tension artérielle.

Les troubles de rythme (tachycardie, tachyarythmie, palpitations) s'atténuent et peuvent disparaître.

Il en est de même des râles humides des bases pulmonaires, que les malades présentent parfois à leur arrivée. J'ai déjà signalé la disparition totale des œdèmes prétibiaux légers : j'ai vu disparaître aussi tandis que s'accentuait la diurèse, des œdèmes assez marqués, dépassant les genoux.

Les foies douloureux et congestionnés rentrent dans leurs limites normales.

Il est un phénomène curieux que j'ai constaté fréquemment : c'est une diminution prononcée de la circonférence abdominale, sans diminution de poids. Les malades, à la fin du traitement, ont gardé leur poids initial, et cependant leurs vêtements deviennent beaucoup trop larges de ceinture et ne les habillent plus.

J'ai noté quelquefois aussi la diminution de l'exagération du réflexe rotulien, constatée au début de la cure.

Symptôems subjectifs. — J'énumère simplement ceux dont la disparition ou la diminution m'ont paru évidentes.

Ce sont des troubles liés à l'hypertension ou au spasme vasculaire : doigt mort, cryesthésie, crampes, vertiges, bourdonnements d'oreille, somnolence, dépression, paresse de l'intelligence, troubles de la mémoire, inaptitude au travail intellectuel, céphalée.

La céphalée et les troubles de la mémoire ou de

l'intelligence peuvent être aussi regardés comme des troubles d'origine toxique. Le plus important de ces derniers est sans contredit la dyspnée, dyspnée toxi-alimentaire chez la plupart des malades, dyspnée urémique chez quelques-uns.

C'est, je l'ai déjà répété, le plus important de tous les signes fonctionnels ou subjectifs. C'est uniquement d'après les variations, en bien ou en mal, de leur dys-pnée, que les cardio-artériels apprécient leur état : le reste leur importe beaucoup moins. Je note soigneu-sement, pendant les premiers jours du traitement le degré de dyspnée que présente chaque malade. Je note par exemple combien de fois le malade doit s'arrêter dans la montée d'un escalier et quelle est la vitesse de la respiration quand il arrive en haut. Il m'est facile de faire la même expérience à la fin du traitement et de constater le résultat acquis. J'ai vu très souvent, à la fin de la cure, des malades gravir d'un trait, sans essoufflement, deux étages au cours desquels ils devaient s'arrêter deux fois, hors d'haleine, les premiers jours après leur arrivée. Une pareille remarque me paraît d'une grande valeur clinique et son objet, un important résultat thérapeutique.

Or on atteint ce résultat avec un régime beaucoup moins sévère que le régime usuel ; il suffit simplement que l'on réussisse à obtenir chez le malade les effets complets de la cure d'eau.

Voici deux observations d'amélioration fonctionnelle marquée :

Obs. — *Sclérose cardio-rénale.* — Un homme de 58 ans présente, à son arrivée, une dyspnée d'effort modérée, un œdème assez accentué des extrémités inférieures ; au cœur, galop présystolique et retentissement diastolique, quelques intermittences; pouls 92, tension : 23 centimètres; râles sous-crépitants aux deux bases pulmonaires.

Après quelques jours d'entraînement la diurèse de cure devient parfaite.

Au départ : très peu de dyspnée, disparition de l'œdème et des râles pulmonaires. Le bruit de galop n'est perceptible qu'après la marche. Retentissement diastolique léger, pouls 84. Tension : 18. Perte de deux kilos.

Obs. — *Sclérose cardio-rénale.* — Un homme de 37 ans arrive présentant une dyspnée très marquée (il s'arrête deux fois en montant deux étages). Palpitation d'effort. Léger œdème prétibial. Nombreux râles sous-crépitants aux deux bases pulmonaires. Galop présystolique et retentissement diastolique accusés. Pouls 112. Tension artérielle: 18.

Au départ, il monte deux étages d'un trait et presque sans dyspnée. L'œdème et les râles pulmonaires ont disparu. Le galop et le retentissement sont très atténués. Pouls 88. Tension : 16.

7° RÉSULTATS CONSÉCUTIFS OU ÉLOIGNÉS.

La cure d'Évian a aussi dans les cardiopathies arté-rielles un effet thérapeutique consécutif des plus évidents. J'ai signalé plus haut la persistance de la baisse de tension artérielle un et deux ans après une première cure.

Très souvent, pendant quatre à cinq mois et plus, après la fin de la cure, le bénéfice obtenu se maintient, même chez les malades les plus atteints, sans que l'on ait besoin de revenir aux régimes sévères et aux médicaments.

Enfin dans cette maladie essentiellement progressive, il m'est arrivé de constater d'une année à l'autre de telles améliorations de tous les symptômes que l'idée d'une rétrocession du processus morbide ou tout au moins de son arrêt, me paraissait s'imposer à l'esprit.

En voici quelques exemples :

Obs. — *Artério-sclérose au début.* — Je vois en 1903 un homme de 60 ans, ancien goutteux, qui vient d'avoir des épistaxis répétées, et se plaint de vertiges, bourdonnements d'oreilles, palpitations ; je trouve à l'examen un retentissement diastolique aortique accusé et une tension de 20 centimètres tombée à 19 à la fin de la cure.

L'hiver suivant fut excellent. Pas d'épistaxis, beaucoup moins de vertiges. Au printemps, le malade consulte à nouveau le médecin qui me l'avait envoyé avec le diagnostic d'artério sclérose confirmée. Cette fois le médecin me retourne le malade avec le diagnostic de *présclérose*.

En 1904 le malade présente presque comme unique symptôme une tension de 19 tombée à 17 à la fin de la seconde cure.

Obs. — *Aortite chronique.* — Une dame de 66 ans a depuis quelques années des épistaxis et de l'essoufflement. A son arrivée (1903) elle présente de la dyspnée d'effort, avec accès nocturnes accompagnés de palpitations. A l'examen, souffle systolique et retentissement diastolique aortiques ; surélévation des sous clavières, tension artérielle : 20.

Dès le début, la diurèse de cure est excellente et, à la fin du traitement, la malade a beaucoup moins de palpitations, moitié moins de dyspnée. On ne perçoit plus à l'aorte qu'un léger souffle systolique, la tension est tombée à 17 1/2.

Pendant l'hiver la malade n'a pas eu de dyspnée nocturne et n'a saigné du nez qu'une fois. En juillet 1904 elle revient à Évian, présentant encore un peu de dyspnée d'effort et quelques palpitations. Le souffle systolique aortique est à peine perceptible et le retentissement peu accusé. Tension : 18. La malade fait une cure idéale et rend avec les urines de cure un excédent de liquide considérable (44 0/0). A son départ, elle n'a presque plus d'essoufflement. Le souffle aortique n'est plus perceptible, le deuxième bruit aortique est normal et la tension est à 16.

Obs. — *Cardiopathie artérielle arythmique.* — En juillet 1902, m'est adressé un homme de 54 ans, ancien diabétique, présentant depuis trois années une dyspnée prononcée, de l'œdème, de l'albumine. Il a été soumis à plusieurs reprises au régime lacté absolu.

A son arrivée je le trouve extrêmement dyspnéique.

Examen : Œdème prétibial marqué, foie gros et sensible, râles fins à la base du poumon gauche. Cœur très sourd, très arythmique. Tension : 19.

La cure, dès le début, réussit normalement.

Au départ, la dyspnée d'effort est très modérée ; il n'y a plus rien au poumon, plus d'œdème ; le foie déborde à peine, n'est plus sensible. On entend mieux les bruits du cœur, toujours arythmique, mais le pouls est comptable (90) et la tension est à 18.

L'hiver suivant a été bon. En mai seulement réapparaissent temporairement l'œdème et la dyspnée. En juin le malade revient à Évian. Je lui trouve un peu d'œdème, le foie normal, mais un peu sensible à la pression ; rien au poumon. Arythmie modérée, retentissement diastolique sec ; tension artérielle 19 1/2.

La nouvelle cure commence normalement.

Au douzième jour éclate une appendicite classique (fièvre, douleur, arrêt des matières et des gaz, vomissements). Le traitement médical est institué. Après cinq jours, débâcle fécale et chute de la température.

Au douzième jour évacuation spontanée de l'abcès dans l'intestin.

Pendant toute la crise le pouls fut très rapide (environ 160) et le rythme du cœur embryocardique. Mais à la fin le nombre des pulsations retombe à 90-100 et toutes les systoles cardiaques bien qu'arythmiques sont effectives et transmises à la radiale.

J'ai appris, quatre mois après son départ, que le malade était dans un état très satisfaisant.

Si employée que soit aujourd'hui la cure d'Évian dans le traitement des cardiopathies artérielles, cette spécialisation est de notion trop nouvelle pour qu'on ait pu suivre les cas légers, les débuts de sclérose pendant de longues années. Je m'attacherai de plus en plus à cette étude, convaincu que la cure agit moins de façon immédiate et passagère que d'une façon durable et profonde sur l'économie.

CONCLUSIONS

Après l'exposé, sans commentaires, des faits que j'ai observés en traitant par la cure d'Évian des malades cardio-artériels, je considère ma tâche comme terminée.

J'ai consacré à un objet tout différent la première moitié de ce travail, où il n'est point question de la cure, mais seulement des notions cliniques et pathogéniques les plus récentes, relatives aux cardiopathies artérielles et à leur traitement.

Je l'ai fait, pour définir et pour préciser de mon mieux l'indication, c'est-à-dire cette maladie si importante et si répandue, mais dont il est encore si difficile, sauf dans les travaux de M. Huchard, de se faire une juste idée d'ensemble. D'ailleurs, définir exactement l'indication, n'est-ce pas le point capital de toute œuvre de thérapeutique? J'ai, de la sorte, allégé la seconde partie de ce travail de toutes les descriptions cliniques et des théories pathogéniques, dont il m'aurait fallu sans cela illustrer les faits thérapeutiques, sous peine de rendre leur exposé sec et incompréhensible.

J'ai enfin voulu indiquer en détail l'état actuel de l'opinion sur cette question si complexe et sur les principaux facteurs pathologiques dont l'action est le plus souvent invoquée (hypertension artérielle, rétentions diverses, insuffisance urinaire); afin de mieux montrer ensuite la cure d'Évian aux prises avec chacun de ces éléments (hypotension, déchloruration, amélioration de l'insuffisance urinaire).

Après avoir dit ce que fait la cure d'Évian contre les principaux symptômes des cardiopathies artérielles, je ne veux point tenter de montrer comment et pourquoi elle le fait.

Il serait pourtant facile et attrayant de chercher à édifier une théorie. Je pourrais invoquer une action spéciale de l'eau sur le rein, ouvrant cet organe, triomphant de tout ce qui est fonctionnel dans son insuffisance et provoquant par une diurèse libératrice, la désintoxication de l'organisme. Je pourrais aussi m'appuyer sur la vraisemblance de l'action antitoxique de la cure dans d'autres affections, (dans la cholémie (Cottet), dans la goutte, le diabète), pour avancer qu'elle agit de même dans l'artério-sclérose. Il serait bien tentant d'admettre que l'eau minérale circulant dans les tissus, les délivre des albuminoïdes toxiques dont la présence nécessitait la rétention défensive des chlorures et de l'urée et provoquait peut-être l'hypertension artérielle: tous ces produits seraient chassés des tissus dans

le sang qui se débarrasserait d'eux peu à peu, puis de
plus en plus en vite par l'émonctoire rénal, à mesure
que la cessation du spasme des artérioles rénales ou de
l'œdème rénal de rétention rendrait peu à peu à l'organe
sa perméabilité. En même temps, les tissus désin-
toxiqués reprendraient leur fonctionnement normal,
traduit par l'amélioration des excréta urinaires. Cette
amélioration de la nutrition générale pourrait fort
bien expliquer la persistance des effets heureux de
la cure; les cellules organiques, accomplissant mieux
leurs actes vitaux, seraient plus aptes à se défendre
contre une nouvelle intoxication et contre de nouvelles
rétentions; jusqu'à la reproduction de ces dernières,
la perméabilité rénale, rétablie, n'aurait aucune raison
de s'amoindrir, pas plus que la tension de s'élever de
nouveau, ni les lésions artérielles de progresser.

Ce ne sont là que des hypothèses. Elles sont vraisemblables, sans doute, mais on peut en supposer
encore d'autres, aussi vraisemblables, et très différentes.

Aussi me paraît-il plus sage de m'arrêter ici, après la
pure et simple constatation des faits, assez intéressants
en eux-mêmes. Ils établissent que :

*La cure d'Évian régularise la diurèse des artério-
scléreux ;*

Régularise l'élimination de leurs solides urinaires ;

Peut amener chez eux des déchlorurations accentuées accompagnées ou non de perte de poids ;

Coïncide avec la diminution progressive et souvent durable, de l'hypertension et des signes physiques et fonctionnels.

Même dépourvus d'interprétation, ces faits me semblent expliquer déjà quelque peu le « comment » de l'action thérapeutique. On n'a pas toujours, en thérapeutique, autant d'explications à donner sur le mode d'action de médicaments puissants et très employés, sur celui du mercure, par exemple.

Enfin, leur exposé a l'avantage de préciser l'indication en montrant exactement sur quels phénomènes agit la cure d'Évian. Il contribue utilement à mieux faire connaître un excellent moyen thérapeutique, propre à lutter contre l'évolution des cardiopathies artérielles.

BIBLIOGRAPHIE

Achard et Loeper. — De la rétention des chlorures dans les néphrites. *Société médicale des hôpitaux*, 9 mai 1902.

Achard et Laubry. — Crises chloruriques et dosage des chlorures urinaires. *Soc. méd. des hôpitaux*, 20 juin 1902.

Achard. — Rétention des chlorures et pathogénie de l'œdème. *Soc. méd. des hôpitaux*, 31 juillet 1903.

— Hyperchloruration et déchloruration. *Soc. méd. des hôpitaux*, 20 nov. 1903.

Achard et Paisseau. — Rétention de l'urée. *Société de biologie*, 25 juin 1904.

Achard. — Influence des régimes carné et amylacé sur la rétention des chlorures et de l'urée. *Soc. méd. des hôpitaux*, 22 juillet 1904.

Ambard et Beaujard. — Hypertension artérielle et rétention chlorurée. *Soc. de Biologie*, 13 fév. 1904.

Ambard et Beaujard. — Causes de l'hypertension artérielle, *Archives générales de médecine*, 1er mars 1904.

Ambard. — Du rôle de quelques lymphagogues dans les œdèmes et les rétentions. *Semaine médicale*, 5 octobre 1904.

Ambard et Beaujard. — La rétention chlorurée sèche. *Semaine médicale*, 22 mars 1905.

Bernard (Léon). — Les *fonctions du rein dans les néphrites chroniques*. Thèse de Paris, 1900. G. Steinheil, éditeur.

— De la perméabilité rénale. *Congrès de Paris*, 1900.

Bordet. — *Recherches sur le mode d'action de l'eau de la source Cachat.* Paris, 1889.

— *Evian-médical*, 1886-1895-1897.

Bosc et Vedel. — La tension artérielle dans les maladies. Rapport au *Congrès français de médecine*, octobre 1901.

Bouchard. — Essai de cryoscopie des urines. *Académie des sciences*, 25 janvier 1899.

Bouloumié. — *Cours de thérapeutique hydro-minérale.* Paris, 1890.

Braun (L.). — Action de l'adrénaline sur les vaisseaux. *Société de médecine de Vienne*, février 1905.

Broadbent (Sir W. H.). — *Heart Disease.* Londres, 1900.

Castaigne et Rathery. — Sur les néphrotoxines. *Société de Biologie*, 17 mai 1902.

Cathelin. — Le diviseur vésical gradué. *Sixième session de l'Assoc. française d'Urologie*, 1902.

Charrin et Le Play. — Le rôle pathologique des poisons de l'intestin. *Semaine médicale*, 1904, p. 377.

Chauffard. — Inhibition de la fonction rénale sans lésions du rein au cours d'un état hypertoxique. *Presse médicale*, 8 janvier 1898.

— De la méthode des pesées quotidiennes pour l'évaluation quantitative des épanchements de la plèvre et du péritoine. *Sem. médicale*, 1901, page 233.

Chiaïs. — *Eaux d'Évian et arthritisme.* Paris, 1889.

— *Troubles nutritifs chez les artério-scléreux* Paris, 1892.

— *L'auto intoxication par les chlorures. Son traitement par l'eau d'Évian.* Paris, 1900.

— *L'eau d'Évian.* Paris 1903.

Claude et Balthazard. — La cryoscopie des urines dans les affections du cœur et des reins. *Presse médicale*, 17 fév. 1900.

Claude. — Les éliminations urinaires dans les néphrites scléreuses chroniques. *Soc. méd. hôp.* 28 nov. 1902.

COTTET. — La cure de diurèse dans les infections biliaires chroniques. *Presse médicale*, 28 juin 1902.

CROFTAN. — Le rôle des bases alloxuriques dans la production des altérations cardio-vasculaires. *American Journal of med. sc.*, nov. 1900.

CRILE (G. W.). — *Blood pressure in Surgery*. Philadelphie, 1903.

DOUZÉ ET LAMBLING. — De l'importance quantitative de la composition du « non dosé » organique de l'urine normale. *Société de Biologie*, 18 juillet 1903.

GRASSET. — L'exagération des réflexes tendineux dans l'insuffisance antitoxique. *Sem. méd.* 1903, p. 217.

HIRTZ. — Accidents urémiques coïncidant avec la polyurie et la résorption des œdèmes chez un artério-scléreux. *Soc. méd. hôp.*, 3 juin 1904.

HUCHARD. — Travaux divers, et en particulier :
— Leçons sur l'artério-sclérose. *France méd.*, 1885.
— Les cardiopathies artérielles et leur curabilité. *Congrès de Nancy*, 18 août 1886.
— La tension artérielle dans les maladies. *Sem. méd.*, 9 mai et 27 juin 1888.
— *Traité clinique des maladies du cœur et des vaisseaux*, 1889, 1893, 1899, 1903.
— Le rétrécissement mitral des artério-scléreux. *Congrès de méd. interne de Lyon*, oct. 1894.
— Traitement des maladies chroniques du cœur par la gymnastique et les eaux minérales. *Revue gén. de clin. et de thérap.*, décembre 1895.
— Les cardiaques aux eaux minérales. *Journal des Praticiens*, 1897 et 1899.
— *Consultations médicales*, 1901, 1903.
— La médication hypotensive. *Revue de thérap. méd. chir.*, 1er juillet 1903.
— *Nouvelles consultations médicales*, 1904.

HUCHARD ET FIESSINGER. — La dyspnée toxi-alimentaire et les chlorures. *J. des Praticiens*, 1904, p. 211.

— La diurèse par réduction des liquides. *J. des Praticiens*, 1904, p. 297.

JOSUÉ. — Athérome artériel et artério-sclérose. *Presse méd.*, 4 mai 1904.

LAUDER BRUNTON. — *Action of medicines*. Édition française, Paris, 1901.

LESNÉ et BOUSQUET. — Toxicité urinaire et isotonie, osmo-nocivité. *Presse méd.*, 26 mai 1900.

LESNÉ et RICHET. — Des effets antitoxiques de l'hyperchloruration. *Soc. de Biol.*, 21 mars 1903.

LEVEN. — Séjour des liquides dans l'estomac. *Soc. Biol.* 22 novembre 1902.

LINOSSIER et LEMOINE. — Influence de l'orthostatisme sur le fonctionnement du rein. *Soc. Biol.*, 4 avril 1903.

MARIE (R.). — La rétention des chlorures dans ses rapports avec l'œdème. *Soc. Biol.*, 14 et 21 nov. 1903.

MERKLEN et MARTIN. — Polyurie et imperméabilité rénale chez les cardiaques artério-scléreux. *Presse méd.*, 24 mars 1900.

MERKLEN. — Accidents cérébraux au cours de la résorption de certains œdèmes. *Soc. méd. des hôp.*, 13 janvier 1904.

MOHR et C. DAPPER. — Influence de la quantité de liquide absorbé sur les fonctions du rein malade. *Zeitsch. f. klin. Med.* 4 mai 1904.

PIATOT. — *Traitement des maladies du cœur par l'hygiène et les agents physiques*. Th. Paris, 1898, G. Steinheil, éditeur.

— *Traitement des maladies du cœur, de la goutte et du rhumatisme à Bourbon-Lancy*. Mâcon, 1905.

POTAIN. — *La pression artérielle de l'homme à l'état normal et pathologique*. Paris, 1901.

Richet (Ch.) et Toulouse. — Effets d'une alimentation pauvre en chlorures sur le traitement de l'épilepsie par le bromure de sodium. *Académie des sciences*, 20 nov. 1899.

Robin (Albert). — Action thérapeutique des ferments métalliques. *Acad. de méd.*, 6 déc. 1904.

Taberlet. — *Évian, ses eaux minérales*, 1881-1887-1897.

Vaquez. — L'hypertension artérielle et ses conséquences au cours de l'intoxication saturnine aiguë, de l'éclampsie et de l'urémie. *Soc. méd. hôp.*, 5 février 1904.

— Hypertension artérielle. Rapport au *Congrès français de médecine*, VIIᵉ session, Paris, 1904.

Widal et Lemierre. — Pathogénie de certains œdèmes brightiques, action du NaCl ingéré. *Soc. méd. des hôp.*, 12 juin 1903.

Widal et Javal. — La cure de déchloruration, son action à certaines périodes de la néphrite épithéliale. *Soc. méd. des hôp.*, 26 juin 1903.

Widal. — La déchloruration et le régime déchloruré chez les cardiaques. *Soc. méd. hôp.*, 13 nov. 1903.

Widal et Javal. — La dissociation de la perméabilité rénale pour le NaCl et l'urée dans le mal de Bright. *Soc. Biol.*, 19 décembre 1903.

— Variations de la chloruration et de l'hydratation de l'organisme sain. *Soc. Biol.*, 12 mars 1904.

Zangemeister (W.). — Recherches sur la composition du sang et la sécrétion urinaire des éclamptiques. *Zeitschr. f. Geburtsh. u. Gynækol. H. 3.1904.*

Mayenne, Imprimerie Ch. COLIN.

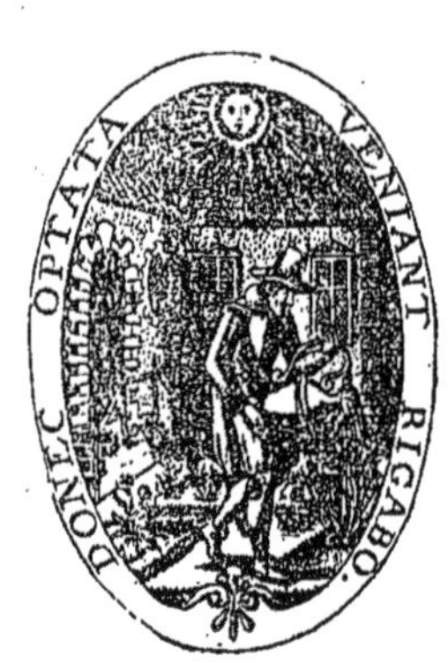

DONEC OPTATA VENIANT RIGABO.

www.ingramcontent.com/pod-product-compliance
Ingram Content Group UK Ltd.
Pitfield, Milton Keynes, MK11 3LW, UK
UKHW020834120726
13693UKWH00002B/641